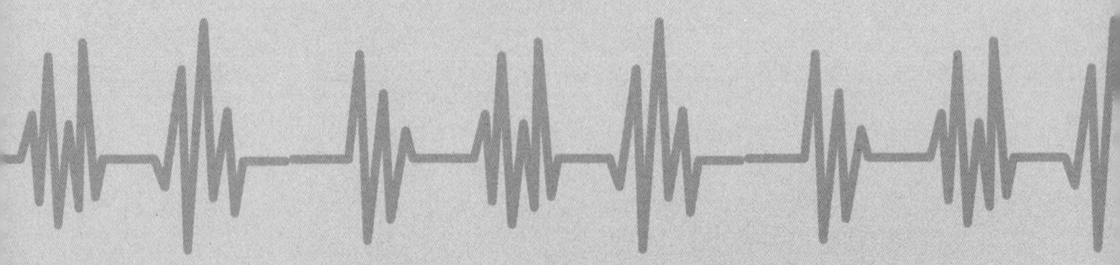

歷史課本不能說的祕密

譚健鍬／著

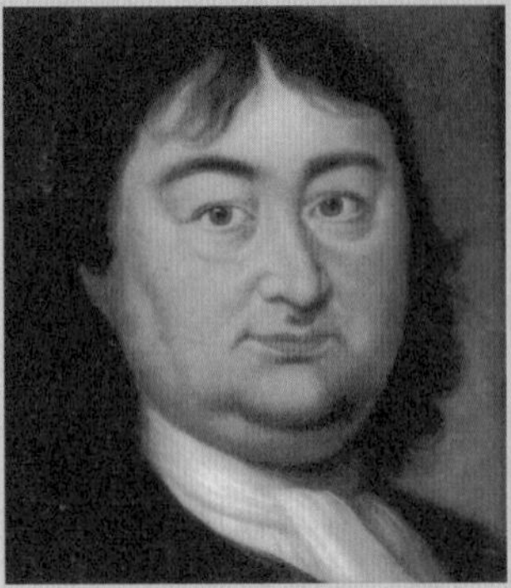

◀白令傳世的肖像。不過據考證，這張肖像畫的不是白令，而是白令母系家族的一位同名親戚。

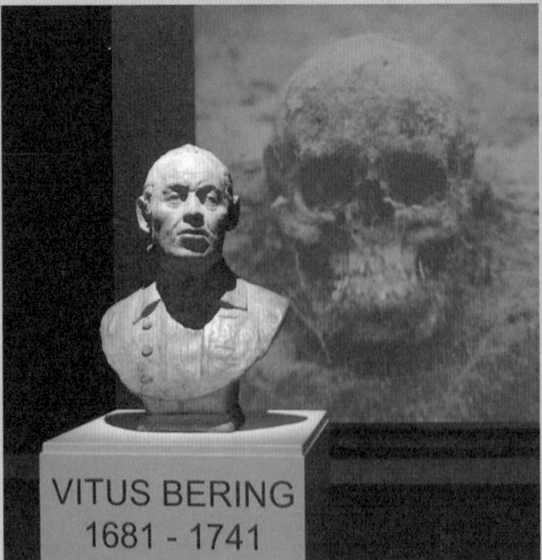

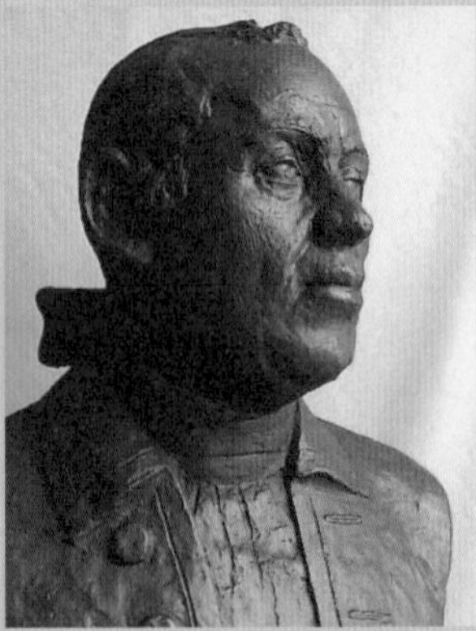

◀▲科學家根據白令的頭骨，復原其真實的容貌。

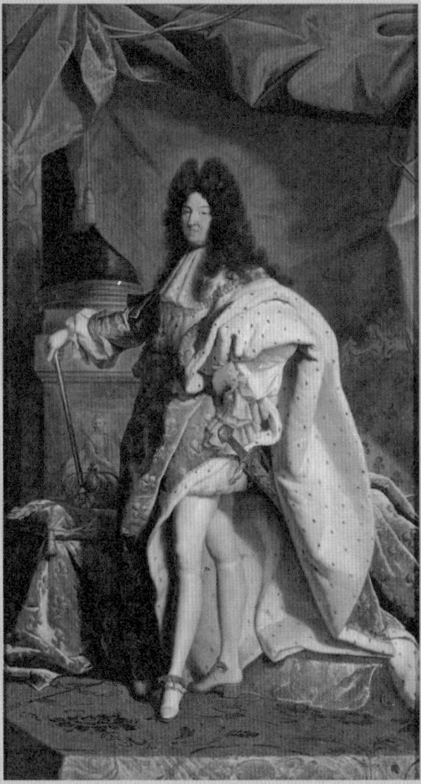

▲法王路易十四的畫像。（圖取自維基百科公有領域）

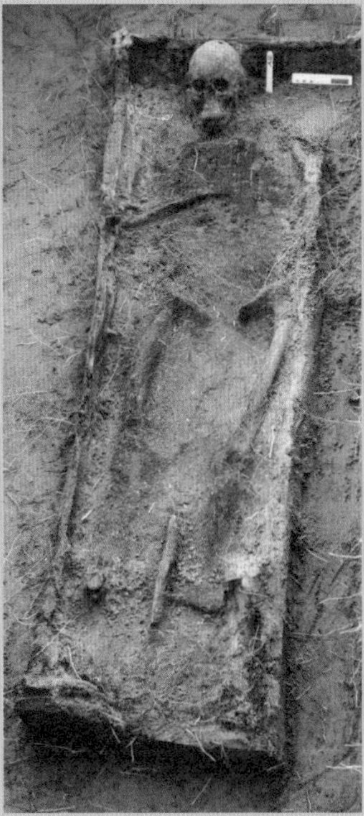

▶白令的遺骨。丹麥考古學家於 1991 年在科曼多爾群島（Commander Islands）的白令島發現並挖掘白令的墳墓。

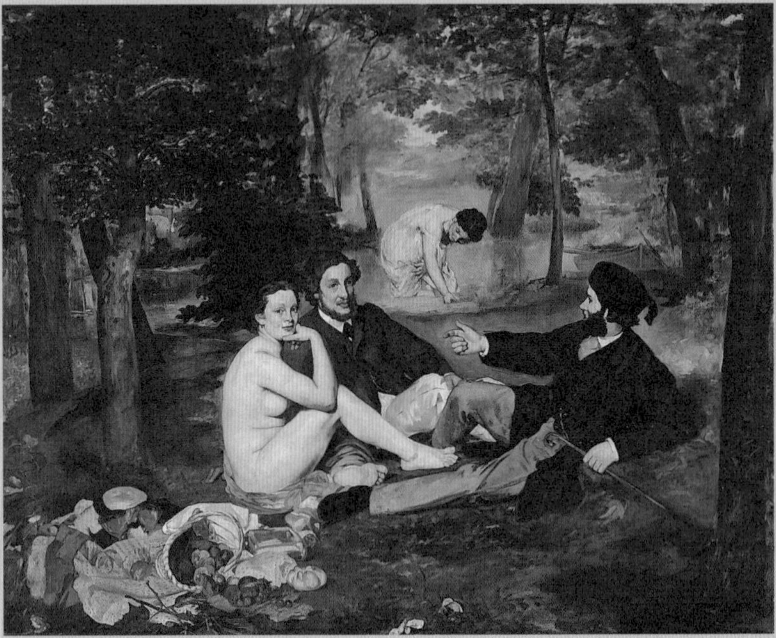

▲《草地上的午餐》是馬內最負盛名、也是最早引起爭議的畫作。（圖取自維基百科公有領域）

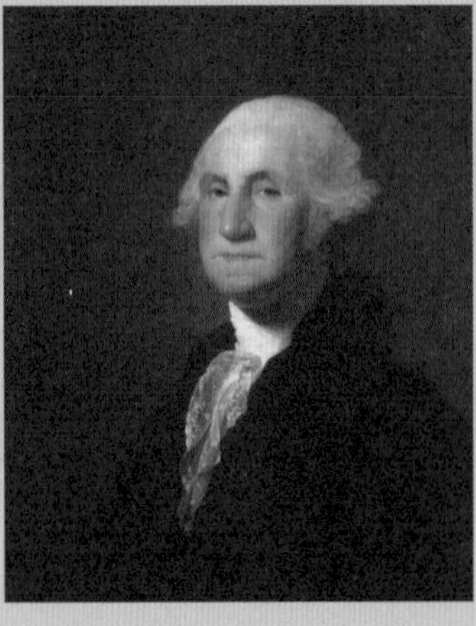

◀華盛頓的肖像畫，由吉爾伯特・斯圖爾特 (George G. Stuart) 在 1798 年左右繪製。可以注意畫中華盛頓的下巴和嘴部有點突出，應該是戴假牙的緣故。

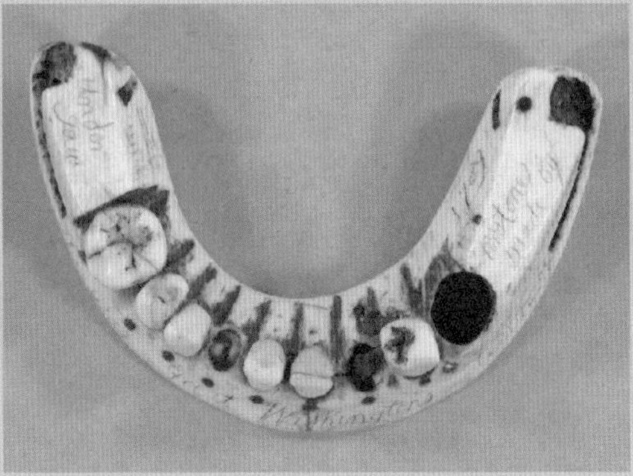

▲華盛頓的假牙，由約翰・格林伍德（John Greenwood）製作，收藏於紐約醫學會。

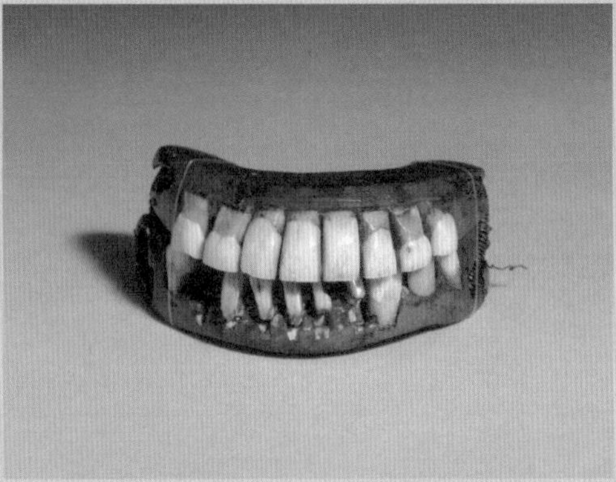

▲華盛頓的假牙，製於 1790-1799 年間，收藏於維農山莊唐納德雷諾茲博物館。

【推薦序】

人類文明史，就是一部疾病對抗史

鍾春暉

譚健鍬醫師筆下的疾患故事，穿插著人物的生平和精神，以簡潔的文筆，為我們描繪出一幅幅歷史人物與其疾患犬牙交錯的畫卷，讀之感慨，馳想良深。

一九九一年秋天，考古學家在河南安陽的殷墟花園莊東地，挖掘出一批甲骨卜辭，主要的內容是一位生活在商王朝武丁時代的貴族家族長，名叫「子」。卜辭展示了他日常生活的各個面貌，如打獵、祭祀、做夢、生病，或者向其他貴族獻禮等。「子」擁有的財富很驚人，有一次在祭祀一位女性祖先時，殺掉了一百零五頭牛。可是財富沒有為他換來健康，他的身體很差，病痛很多，見於卜辭就有首疾、腹疾、口疾、齒疾、耳鳴多種。「子」是怎樣消除病痛呢？他透過祭祀先人，祈求免除苦楚。那時的商人以為疾病是死去的親屬作祟引致，所以祭祀作祟者來拔除病痛。

推始人類知識發展的過程，疾病死生，時代愈早，與鬼神巫術愈摻雜在一起，甲骨卜辭的疾病，卜問遠多於醫療即可證明。

到了今天，醫療卻已成為生命中逃避不掉的一個環節。僅僅「疾病」二字，對於生命來說，就具有複雜而深刻的意義，它是最直白的恐懼。而醫學恰恰是生死之學，是不是醫學經驗與知識累積愈多，我們就有愈大的把握逃脫恐懼呢？我想，這應該是醫學史探索的目的之一吧！

再往大處想，人類整個文明史，不就是一部對抗疾病的歷史？那是人類窮盡一切辦法、智慧、知識、精力和時間與之對抗的歷史。我們完全可以有把握地假設：疾病就像生命本身一樣古老。既然人類歷史上任何時期都出現過疾病，那麼，一切人類制度都必然受到它的影響，並且不得不以各種方式對付它。法律試圖控制人與人，以及人與物之間的關係，因此不得不把病人考慮在內；如果不處理疾病和痛苦所帶來的問題，那麼宗教和哲學就不可能解釋世界，文學和藝術也不可能充分地再現世界。何況，人類一直在努力透過科學來掌控大自然，而征服疾病，始終是這些努力的重要一環。

醫學介入歷史中的生老病死，涉入不同時代的生活態度與對健康的追求，包含它們的宇宙想像與政治意涵，以及醫生團體與其他團體的關係，展現歷史多層次的獨特風貌。同時，對個人而言，疾病不僅僅是一個生物過程，還是一段經歷，它很可能是一段刻骨銘心的經歷，甚至能改變個性和世界觀，對你的一生都有影響。

還有，人類潛藏的最大好奇心，是預知他人與體知自己的死亡。關於醫學故事的背後，即假定了對這種特殊知識的追求。凡是人就會得病，但相同的病在不同的人身上，或許會有不同的影響。這不僅是每個人體質的不同，也牽涉社會、制度、風俗、觀念的不同，乃至每個人自身命運與性格的相異。從病患的角度，可以窺見社會、窺見人物的精神世界。

譚醫師是辛勞的醫師，平日或在手術室救死扶傷，或在門診望聞問切，好不容易有空閒時間，還拿起筆創作，慰治人心。我想，本書得以玉成，不僅因他費時費神閱讀那些死亡或垂死的檔案資料，或許還因為有種種體驗——他應該曾在瀕死者的身旁坐過，心存已逝者顧瞥與影姿的記憶；他應該看過產褥中婦人的哭喊，以及新生嬰兒的笑容；他應該擁有無數異域之夜的回憶，歷經過季節與人情的冷暖。

在壓力山大的白色巨塔內工作，譚醫師的心腸未見蒼涼，還能保有野泉滴硯、紅日賞花的幽情，荒寒而嚴謹的筆調，適度點綴著細膩的溫情，寫下這脈脈溫良的故事，怎不叫人打從心底佩服？

二〇一八年七月一日於澳門培正中學中華文化館

（本文作者是澳門培正中學中華文化館主管）

【自序】
移動中的歷史診療室

這一年，忽然間我發現，原來寫作的狀態可以那樣的多姿多彩。

因為工作的關係，我頻繁地在廣州和澳門之間往來，即使身在廣州，也總離不開捷運的呼嘯而來，揚長而去。從臨時公寓到廣州某大醫院，步行需要至少二十分鐘，我從沒選擇腳踏車，因為在路上來回，既是身體的鍛鍊，更是精神的淨化。

上一次在廣州生活，已經是十年前的事情了。現在回想起來，真的有點匪夷所思。在這樣一座到處是歷史痕跡、到處是時代印記的城市，那些年月我竟然幾乎茫然不知。

也許，年少無知，年少輕狂，只能如此。埋頭於書本的日子，雜揉著青蔥的狂躁，註定了境界的低下。

如今，走在路上，腳步和心都是輕盈的，腦袋不是沉重的，而是被歷史承載得充實。走出門口，樓下竟然是康有為主辦的「萬木草堂」書院。向西走，是西漢南越王宮署遺址。往東走，便會遇到「番禺學宮」，在清朝時相當於孔廟的角色。再往東走，便是古時城牆的東門原址。當然，現代的城市已擴張得面目全非，即便是清朝的城牆，如今也不剩下一塊磚頭。目下是車水馬龍的開闊大道，只有一條源自珠江水系的護城河殘體，萎縮成淺淺窄窄的河湧，名曰「東濠湧」，在高架橋下訴說著昔日的故事。我走過時，每每看到有人在湧邊垂釣，總抑制不住要駐足觀看一下。我沒看到魚，只看到歷史。

於是，我打開手機，飛快地打起字來。腦海中的歷史人物便紛紛走進視野。

以前，我寫作中國的歷史名人。現在，著眼於國外的傑出人物，恰恰在廣州這座名城，浸潤著悠久的中西文化交融氣息，更容易讓我敞開心扉，開動思索的快車。

有一次，我一邊走一邊寫達爾文的故事。當初他在南美的福克蘭群島（Falkland Islands）考察時，發現一種奇怪的狐狸。由於沒有接觸過人類，狐狸對人缺乏必要的警惕性，於是人們用極其低廉的誘餌就把牠們騙過來，或殺或捕。過不了多久，這種狐狸就滅絕了。

達爾文說，牠們無法適應新的環境，無法適應人類這樣的「新動物」，也就被大自然淘汰了。

其實，任何人生存在一個地方，不也是如此嗎？不同的環境，不同的生存方式，不同的心態。

沒有太多時間像過去一樣守在電腦前寫作，我就邊移動邊創作。汽車上、捷運上、列車上，等候中、被耽誤的時間中、無所事事中，只要有機會，就會有思想火花的噴射，就會有創作源泉的流淌。

我寫了小說，寫了散文，也寫了詩詞，更重要的是為了這本書留下很多重要的脈絡。有一次夜晚乘列車從澳門去廣州，一個小時；再搭乘捷運回寓所，又一個小時。沒有昏昏入睡，我寫起了愛迪生的故事，分析他的病況，不知不覺間，三、四千字就已完備。那是我覺得很有意義的一個晚上。

許多章節就是這樣建立起來的，比如華盛頓與牙病的糾葛、白令羅患壞血病的真偽、路易十四腿上壞疽的緣由、夏目漱石胃穿孔的悲劇、卓別林一睡不醒的原因、托爾斯泰離家出走後身亡的謎團等。

和以往一樣，歷史是我寫作的依據，醫學知識是文章的脈絡，核心是價值判斷和道理闡釋。中國著名收藏家馬未都先生說：「歷史沒有真相，只殘存一個道理。」的確，我們無法還原百分之百的歷史，太史公司馬遷也做不到。但我們可以盡量靠近歷史，並且發掘歷史的內涵，和它留給後人的智慧與經驗教訓。

有一天，心情像梅雨般壓抑和鬱悶，我便離開工作室，獨自散步遠行。走著走著，竟然穿過了東川路，闖進了白雲路末端。在盡頭，一幢黃色的西式三層閣樓在樹蔭下孤零零地守著歲月的流逝，與周邊的當代建築似乎有點格格不入。拱圓形微微打開的窗戶和緊閉的紅木門，彷彿對來訪者欲言又止。走近一看介紹，原來這就是白雲樓！一九二七年三月至九月，魯迅先生曾居住於此。

半年，正好也是我此次寓居廣州的時間。

當年，魯迅先生辭去中山大學的教職，潛身在這小樓之上，專心創作和翻譯，寫下了《野草》等作品。據說，九十年前站在樓上，可以望見河流上繁忙的舟楫，也許還有興旺的碼頭商埠，以及碧空萬里中的一列鴻鵠。

可惜，時過境遷，那些美景早已蕩然無存，也許這就是被迫適應時代和新環境的代價吧。

是為序。

目錄

【第二診】醫學考古再探勘

【第三診】被時代耽誤的醫療

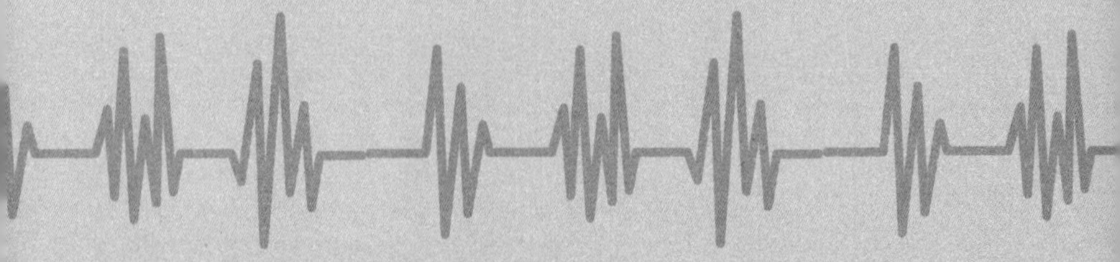

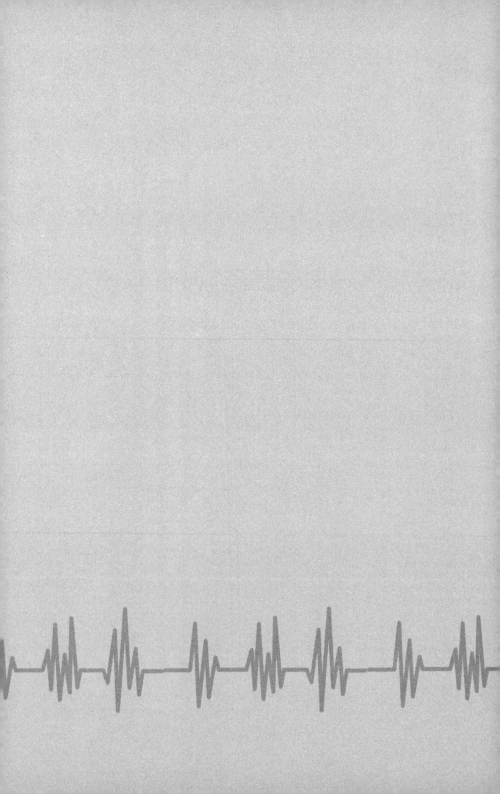

【第一診】

撥開歷史迷霧

白令
大探險家最後的島嶼

一九九一年八月，前蘇聯和丹麥考古專家組成一支聯合科研隊伍，來到俄羅斯東北部的白令島（Bering Island），他們要尋找一個失散多年的人。

這座島嶼位於科曼多爾群島（Commander Islands）之中，深藏在太平洋北部，緊挨著北極圈。往東走出亞洲，便是白令海峽（Bering Strait）；再往東，就來到北美洲的阿拉斯加。海峽連接亞美，最短距離處只有三十五公里。

八月的白令島並不嚴寒，島上到處是草甸和山地苔原，偶爾能看到河谷區生長著低矮的柳叢、花楸和白樺。沿岸湛藍的海水驚濤，猶如捲起千堆雪，時而有海狗、海狸、海豹懶洋洋的身影若隱若現。舉目遠眺，白色的海鳥忽聚忽散，發出清脆的鳴叫。

二百五十年後重見天日

考古人員不禁感慨，腳下這片人跡罕至的土地和二百五十年前相比，應該變化不大。二百五十年前，正是一群勇敢的探險者，把這座幾乎無人知曉的島嶼，帶進現代文明的視野中。

他們事先早已蒐集了相關資料。在當地嚮導的指引下，沿著彎彎曲曲的山路一直向深谷中走去。在林中一處綠色原野的開闊地區，他們停了下來。

嚮導告訴他們，當年遇難的探險者就葬在幾座小土堆之下，較大的那座，就是「艦長」。兩百多年的風雨雷雪，早已把這些墓穴削得隱隱約約。如果不是島上居民年年填土加固，恐怕早已泯滅於大地的懷抱了。此刻，一陣海風挾帶著鹹味吹拂而來，所有在場人員不禁脫下了帽子，向那些沉睡在土堆下的亡魂深深一鞠躬。

很快地，有五座較小的土堆被掘開，在地下兩、三公尺處不算很深的地方，考古工作者一共清理出五具人類遺骨。他們大多保存得比較完整，除了骨架之外，身邊還有一些十八世紀歐洲人常見的生活用具，如口杯和鈕扣，雖然已處於半腐朽狀態，但大致能辨認出是何物。

最大的那座土堆也被掘開了。

考古學家期待的那一刻終於來臨，一具完整的屍骸重見天日。由於島嶼的氣候在一年中的大部分時間都異常嚴寒，因此遺骨的保存狀況令人滿意。屍體主人仰身平臥，四肢自然，空空如也的骷髏眼孔，似乎訴說著當年的驚險、痛苦和遺憾。當地人說，他就是殉難者們的領隊，當年很多人稱呼他為「艦長」。

人們把所有的遺體簡易清潔了一番，便連同各自的陪葬小物件一併運走。

這個時候，人類歷史正經歷著一次大轉折。一九九一年，超級大國蘇聯正逐步走向解體，政治動盪，人心惶惶，社會極度不穩定。沒有人知道未來的生活將何去何從，也沒有人知道冷戰是否會就此結束。

不過，對於考古工作者來說，政治距離尚遠，他們最感興趣的，是那些被「請」回來的遺骨。

為什麼蘇聯要聯合丹麥的考古人員呢？因為他們尋找的那位主角是一位丹麥人，後來入籍俄國，成為俄國的海軍將領。身為來自異鄉的人，他深受彼得大帝（Peter the Great）的賞識，參與過對土耳其、瑞典的多次海戰，戰功卓著。然而後人並沒有把他當成軍事家加以崇拜，因為，他後半生的功績全部在探險之旅上。作為沙皇向東擴張的馬前卒，這位丹麥人兩次率領船隊在西伯利亞和堪察加半島（Kamchatka Peninsula）進行科學考察，足跡遍及亞洲最東端，接近北極圈的邊緣，也得以從亞洲跨海峽瞭望美洲。與大航海時代的先驅們一樣，這位將軍的地理探索，在人類歷史上意義非凡！

他就是著名的探險家——維圖斯・強納生・白令（Vitus Jonassen Bering, 1681.8.25-1741.12.19），出生於丹麥霍爾森斯（Horsens）。如今，亞洲和美洲之間的白令海峽，以及白令海、白令島等，都是以他的名字命名，作為永久紀念。

英雄最後的探險之旅

一七三三年，奉沙皇之命，白令第二次擔任堪察加考察隊隊長。考察隊計畫再一次橫跨歐亞大陸到達堪察加半島，甚至向東更遠地展開探索。兩年後，他來到鄂霍次克海（Sea of Okhotsk）。隨後，建立堪察加彼得羅巴甫洛夫斯克（Petropavlovsk），作為前進基地。

經過長達八年的準備，一七四一年六月四日，六十歲的白令作為主帥揚帆起航，旗艦命名為「聖彼得號」（St. Peter），以緬懷那位對他讚賞有加的帝王。

雖然已進入暮年，但白令看起來很健康。他一向身強體壯，精力旺盛，是擔任探險家和將領的絕佳人選。此次出發，白令也對探索成果滿懷期望。

七月中旬，船隊航行在北緯五十八度十四分左右，晴空萬里，陽光灑遍天際。白令站在船頭，興致勃勃地看到了北美大陸，也看到海拔五千多公尺的雪山——聖伊萊亞斯山（Mt. St. Elias）。探險船停泊在一座小島旁，科考人員紛紛上岸標測海岸線，並尋找動植物進行研究。這原本是個美妙的開始。

當時的遠航實際上非常艱苦，更何況是前往人煙稀少的亞洲東北部，那裡的天氣說變就變。船隻攜帶的食物僅是一些不容易腐爛的麵包、啤酒和淡水，還有一些肉乾和煙燻製品，幾乎沒有新鮮蔬果。在島上也不容易找到當地居民，白令一行人難以找到食品補給。

船隻繼續前行，然而海上風暴突然加大，大霧遮天蔽日，航船像一葉孤舟在冰冷的海水中無助地顛簸，連方向都無法摸清。日子一天天流逝，船上的糧食和淡水即將消耗殆盡，還爆發了「壞血病」。於是，壯志未酬的白令只好決定原路返回。

返航途中，已是花甲之年的白令終於病倒了。他無法指揮下屬脫險，禍不單行的是，同年十一月五日，探險船在狂風巨浪中觸礁，船體損毀，無法繼續航行，只得在一座荒島上擱淺。而此時的白令也漸漸病入膏肓。

天寒地凍，缺衣少藥，饑渴交加，生活物資無以為繼，生命垂危的白令和他的隊友們只能聽天由命。十二月十九日早晨，輝煌大半生的白令在這個島上悲涼地過世，人生寂靜地落幕。後人將這座島嶼命名為白令島。

在此前後，共有二十八名船員因各種原因相繼去世。

部分倖存者在次年八月獲救，回到了堪察加彼得羅巴甫洛夫斯克。原本無人知曉白令死於什麼病，但倖存者堅稱，白令死於壞血病。

從此，關於白令之死，歷史文獻都把壞血病當作診斷。

壞血病在今天已經非常罕見，然而在十九世紀前卻屢屢讓人聞之色變，尤其對於水手和海員來說，簡直就是噩夢！那麼，白令真的死於這種疾病嗎？為什麼該病與航海有關？

壞血病，壞的不僅是血

自從西方的大航海時代拉開序幕之後，一種在遠洋航船上出現的怪病便開始連續幾個世紀折磨著水手們。

哥倫布（Christopher Columbus）、麥哲倫（Ferdinand Magellan）、迪亞士（Bartholmeu Dias）、達・伽馬（Vasco da Gama）等人的船隊便經常被這種怪病困擾，猶如夢魘。

進行環球航行的麥哲倫艦隊，出發時有近三百名船員，但歸國時卻只剩十八人，大部分水手被壞血病奪走生命。那些可憐的歐洲船員在遠離陸地的海洋上航行漂泊，數月後，有的人便感倦怠、全身乏力；有的人抑鬱多疑、虛弱厭食；更可怕的是，有的人面色蒼白、牙齦腫脹乃至出血，甚至牙齒鬆動、脫落。他們普遍有關節、肌肉疼痛的症狀，皮膚出現瘀點、瘀斑，稍有損傷，便流血不止；有的人直接死於胃腸出血。

不管之前多麼身強力壯，到了海上，總是很難在鬼門關前全身而退。為什麼還會有人選擇這種高風險職業？原因很簡單——財富！據說，當時的東方世界遍地黃金，誰捷足先登便有機會成為富翁。從事水手這種工作的，要嘛是貧苦人家，要嘛是戴罪立功的囚犯，個個都迫切希望改變自身命運。

當然，歐洲人不是沒有發現患病規律，藥方也是五花八門，如嚼綠樹葉、吃蒜蓉混合芥末製成的糊狀物，喝海水、喝蘋果酒、喝醋酸，甚至還有喝稀釋硫酸的，林林總總，不一而足。可惜，這些方法往往回天乏術，甚至適得其反。

二十世紀，現代醫學終於證實缺乏維生素C是壞血病的罪魁禍首。維生素C，又名抗壞血酸（ascorbic acid），是膠原蛋白形成所必需的成分，它有助於保持人體組織的完整，如結締組織、骨樣組織以及牙質等。維生素C還可促進鐵的吸收，嚴重缺乏維生素C可引起壞血病，這是一種急性或慢性疾病，特徵為血管變脆，容易出血；骨骼及牙質形成異常；貧血。

由於血管壁的蛋白不足，其堅固性便會受到重大影響，病患普遍血管脆性增加並容易出血。如果出血發生在內臟裡面，久而久之更容易導致貧血。

值得注意的是骨骼改變，在肋骨與肋軟骨連接部位、長骨的骨端，臨時鈣化帶會出現鈣質堆積。又由於成骨作用被抑制，骨組織形成困難，骺端（指長骨兩端）骨質脆弱，容易骨折和骨骺分離，甚至發生骨萎縮。

維生素C在新鮮蔬菜和水果中的含量很高，如番茄、辣椒、苦瓜、花椰菜、甘藍、油菜、薺菜、菠菜等，水果有檸檬、酸棗、柑橘、柳丁、沙田柚（柚子的一種）、梨、草莓、奇異果等，都富含維生素C。但維生素C可受光、熱、銅、鐵氧化分解，在鹼性溶液中也極易被破壞。食物加工處理不當，貯存過久，維生素C的損失就會很大。

眾所周知，大航海時代的水手們每天配給的食物大多是醃肉和乾糧，蔬菜、水果極少，他們身體的維生素消耗殆盡後，得不到及時的補充，不幸染病就在所難免了。

然而，當白令的遺骨被考古學家帶回莫斯科後，一場歷史學界的顛覆性結論讓很多人瞠目結舌。

首先，學者們根據完整的頭骨，結合法醫鑑定技術和解剖學知識，還原了白令的長相。這位探險家原來長著一副刀削般的臉龐，鼻子筆直如峭壁，前額開闊，深目如一對鷹眼，果然顯得勇猛、堅韌和強悍，骨子裡透著一股橫掃一切困難的銳氣，的確是探險家應有的特質。不過，世間流傳的白令畫像卻是另一番完全不同的模樣——圓臉、雙下巴、眼睛圓潤、嘴角輕佻、雙眼總是流露出溫和的神采。顯然，這並非真正的白令。那麼他到底是誰呢？據考證，這位被張冠李戴的「白令」原來是白令母系家族的一位親戚，碰巧也叫「維圖斯」（Vitus），估計由此出錯，後人以訛傳訛。倘若不是挖掘出白令的頭骨，人們對白令的形象將一直存在重大的認識偏差。

第二個震驚歷史界和考古界的發現是：白令頭骨上的牙齒保存完好，只見他上下顎的兩排牙齒整齊地排列著，似乎沒有缺損，顯示生前的牙齒狀況並不糟糕。此外，他的骨骼粗壯、堅固，完全沒有變脆、易碎、變形的傾向。這些都和壞血病的特徵背道而馳。研究者根據骨骼推斷，死者生前應該是一個肌肉發達、身體強壯的男性。

由此可見，目前的證據不足以支持白令死於壞血病的結論，他很可能死於一種急性病，至於是什麼，恐怕還要進一步探索和研究。不過，對於當時一位年逾花甲的老人而言，任何小病在那樣惡劣的生存狀態下，都有可能成為殺手。

檸檬、柑橘戰勝壞血病

當然，人類沒有在疾病的威嚇下止步不前。

史料記載，十八世紀的蘇格蘭軍醫詹姆斯・林德（James Lind），對解決壞血病曾有過傑出貢獻。

這位有著超前科研頭腦的醫師一度聽聞檸檬汁可以治療壞血病，雖然只是無數偏方中的一個，卻引起他極大的興趣。他很早就注意到這種怪病多發生在食物單調的人群，尤其是那些沒有吃到新鮮蔬果的人。類似情況多見於被包圍的城中居民，以及遠航水手。

一七四七年，林德在船上做了一個很著名的實驗，他找到了十二個罹患嚴重壞血病的水手，將其分成若干小組，大家都吃完全相同的食物，不同之處是每組使用的藥方。有些病患每天吃兩個橘子和一個檸檬，有些喝蘋果汁，其他人喝稀硫酸、酸醋、海水等，或是一些其他當時人們認為可治壞血病的藥物。六天之後，只有吃柑橘、檸檬的兩人好轉，其餘的人病情依然。於是，林德得出結論：檸檬汁（包括柑橘）可以預防或戰勝壞血病。

儘管這不是大樣本、前瞻性的雙盲隨機研究（double-blind study），卻具備某種醫學統計學的雛形，值得讚許。

現代人都知道，檸檬、柑橘等水果本身富含的維生素C，剛好可以填補空缺，減少壞血病的發生，真相基本上水落石出。可惜，限於當時的科技水準，林德不可能從分子生物學的微觀角度深入解釋人體到底缺乏什麼，以及新鮮蔬菜與水果到底含有哪些重要物質。所以，即便林德使用臨床資料發表不少論文，卻依然無法引起醫學界的重視。他直接給英國皇家海軍提出懇切的建議，但是到頭來只是石沉大海。

其實，很多疾病的治療都是從經驗性方式開始的，中醫的發展也是如此。先有千百年來的經驗累積，之後才有理論總結。在當時，未必有人可以提供完備的答案，卻不妨礙世人使用這種辦法，比如用金雞納樹（Cinchona）治療瘧疾，至於具體機制，則是交給後人回答。

林德生前一直不得志。直到他去世的第二年（一七九五年），英國要和大革命後的法蘭西帝國抗衡，其海軍必須戰勝拿破崙海軍才有出路，於是英國海軍部門狗急跳牆，想起了林德的方案。他們先給海軍官兵發放柑橘，後來又改進成在蘭姆酒中添加檸檬汁，作為士兵的補充飲料。這些方式果然明顯減低壞血病的發病率。經此改良，英國皇家海軍的作戰能力大幅度提高，扶搖直上。而法國海軍卻被蒙在鼓裡，因循著老舊無效方法，最終面對身體健壯的敵人時，只能戰敗投降。

中國也是有著悠久航海歷史的國家，明初鄭和七下西洋便是史上佳話。當年鄭和的航船無論尺寸和結構複雜度都遠遠超過西方，其船隊規模更是一百多年後的西方航海家們無法想像的。不過，鄭和的船隊幾乎沒有類似壞血病這類疾病的記載。

原來，為保障船員健康，龐大的船隊每次出發都配備了近兩百名醫官、醫士。平均每艘船上設有二至三名醫官，還配備擅辨中草藥的藥工，專門對沿途貿易獲得的藥材進行鑑定。中國人原本就有較為合理的飲食習慣，如愛吃蔬菜、喜歡喝茶等，再加上航船有豆芽等蔬菜的種植（船隻極大，空間足夠），水手們可以過著類似陸地上的生活。最後一點不容忽視，那就是鄭和的船隊畢竟是近海航行，與西方航海家冒險直穿海洋不同，也就是說，鄭和的遠航總是有沿岸各地的物質支撐，生活物資相對沒有那麼缺乏，補給也容易得多，使得鄭和的水手們極少患有西方大航海時代駭人聽聞的壞血病。

如今，壞血病的發病機制早已真相大白。而白令和林德的探索精神依舊激勵著後人，尤其是那些立志向「深藍」開拓進取的人士，尋找更好、更科學的手段，開發更先進的技術，徹底戰勝病魔。

新技術誕生之前，艦艇，尤其是潛艇，如果不進行靠岸補給，艦隻上的蔬菜最長保鮮期不過半個月，半個月以後的菜就不能再吃了。於是，水兵們開始吃馬鈴薯、蘿蔔等保存期較長的食品。但一個月之後，這些東西也吃光了，他們就只能吃壓縮的固化食品，比如壓縮餅乾、罐頭，或者泡麵。這些食品不但口感欠佳，營養價值不高，還容易引起胃腸不適，時間一長，官兵的嘴上甚至會因維生素C缺乏而起泡，這就是壞血病的先兆！

後來，「保鮮菜」開始研發出來，並逐步走上現代海軍的艦艇。據介紹，所謂「保鮮菜」，就是「經過清洗、熱燙、急凍等技術加工的速凍菜，其色澤、水分和營養都與新鮮蔬菜相差無幾，可儲存很長時間」。

近年有報導稱，隨著海軍活動區域的擴展，人們對蔬菜保鮮的要求愈來愈高，又逐步探索出蔬果低溫下加工、冷藏運輸供應等新方法，並制定出「分類儲藏、分倉保鮮、定期移庫」的保鮮措施，有效解決遠航途中蔬菜易腐爛、營養流失的難題。甚至，業內專家還將無土快速栽培技術在艦上加以推廣，保證海軍官兵在海上能持續吃到生長周期短、保鮮時間長的蔬菜。

當年看著水手們一個個因壞血病而倒下的白令，如果泉下有知，肯定會露出安慰的微笑。

話到如今，我們仍未能準確判斷出白令到底患有什麼病。他的遺骸後來被重新安葬於白令島墓地原址，並在上面插上醒目的十字架。如果未來有一天科技水準更高了，或許會有人重新挖掘他的遺骨進行科學研究，找出真相呢！

朝鮮世宗
世宗大王的真面目

朝鮮半島的不穩定局勢屢屢成為國際新聞頭條，不過，無論在南韓還是北朝鮮，有一位歷史人物是沒有爭議的，他就是李祹（1397.5.7-1450.5.18），即朝鮮世宗，字元正，李氏朝鮮第四代君主，朝鮮王朝第二任國王，後世尊稱為「世宗大王」。

韓國人的精神偶像

中國歷史上的頭號明君是誰？許多人會想到唐太宗李世民，也有人會想起康熙。同樣的問題擺在今日朝鮮人和韓國人面前，他們會異口同聲地回答：世宗大王！當然，古代朝鮮的李姓和李唐王朝並無關聯。

在韓國首爾光化門廣場上立了一座世宗大王銅像，高六．二公尺，寬四．三公尺，建於基壇之上，為世宗朝南而坐的坐像，他一手提書，一手彷彿輕拍百姓，慈眉善目，表情和藹，春風化雨般，給人無比親切之感。每天都有許多韓國人和遊客前來瞻仰這位歷史巨人。

世宗大王的來頭的確不小，看看今日韓國人對他的頂禮膜拜就可略知一二。韓國萬元鈔票上印有他的頭像，韓國的第三代驅逐艦用他的稱號命名，韓國人為他塑造雄偉、端莊的塑像，近幾年韓國以影視文化席捲全球，更是直接把世宗大王搬上螢幕。

這位一代聖君，早已成為韓國文化和歷史的代言人。電視劇中的世宗大王由演員金相慶飾演，英俊瀟灑，風度翩翩，興趣廣泛，為政勤勉，活脫脫就是精神、人格和體格上的完美結合物。

這也難怪，韓國人素來喜歡把偶像美化到無以復加的地步，因為他們一直渴望民族自尊心和自豪感，為此已苦苦掙扎了上千年。

在儒家文化圈中生存，在歷史悠久的華夏身邊偏安一隅，早期朝鮮半島上的政權曾與其強大鄰居發生過戰爭，但更多時候是吸收中華文化。到了中國明、清兩代，朝鮮完全成為藩屬國，接受對方的「保護」，沒有完整的獨立權，但保留許多明代士大夫和貴族的服飾傳統。他們的官方正式文件一般使用明朝的年號，如天順十年、景泰元年，直到明朝滅亡後，朝鮮表面上改用清朝年號，私底下卻仍沿用「崇禎」（明朝末代皇帝朱由檢的年號）。

和中國一樣，朝鮮王朝歷代君主都讓宮廷畫家繪像，作為標準像傳之後世。世宗大王也不例外，但遺憾的是，他的肖像在明朝萬曆年間日本入侵朝鮮時毀於一旦。也就是說，世界上再也沒人知道他長什麼樣子了。到了二十世紀初，有畫家根據想像繪製一幅世宗大王的畫像，從此，這個被包裝和美化的形象，便成為書籍、鈔票、雕像和影視作品中世宗大王長相的源頭。

世宗大王的確在文治武功上具有相當的成就，尤其是他主持創製的朝鮮文字。在此之前，朝鮮民族有朝鮮語而沒有自己的文字，使用漢字表記，官方文書一律用漢文書寫，文、言分離。古代唯貴族、士大夫、知識分子和官員可習漢文，庶民多為文盲。世宗大王召集學者，創製「諺文」（朝鮮文字母），史稱「訓民正音」，本為平民百姓實用所設。在二十世紀韓國、朝鮮逐漸放棄使用漢字後，諺文這種拼音文字才成為正式韓語。一四四九年，西曆十月九日，是世宗大王正式頒布《訓民正音》的日子，大韓民國將其定為韓國文字節。

世宗李祹原本是太宗第三子，然而他的父親對他寵愛有加。兩位哥哥便識趣地自行隱退。值得一提的是，太宗長子李禔的後裔中出了大韓民國第一位民選總統——李承晚。

在李氏朝鮮最繁盛的時期掌政，世宗大王可謂得天獨厚。他生於明太祖朱元璋洪武時代晚期，去世那年恰好是明朝景泰元年，接著新登基的是明英宗朱祁鎮被蒙古人俘虜後替他執政的弟弟朱祁鈺。

實際上，世宗大王只活了五十三歲，不算高壽，卻比大多數明朝皇帝長命。翻開朝鮮的古籍文獻，歷史上真實的世宗大王慢慢朝我們走來。他是否真的英俊瀟灑、充滿活力？國家繁榮穩定，生活條件優越，為何他只活了五十三歲？

從獨眼龍說起

朝鮮國王的朝服和明朝藩王（明室宗親）的非常相像，因為他們相當於明朝的郡王級別，卻享受親王的待遇，明朝特恩准他們可以像中國皇帝穿五爪龍紋的朝服，只是團龍的數量不能僭越。

四爪為蟒，五爪為龍。從這個角度看，朝鮮國王也算是龍子龍孫了。

四十歲出頭時，世宗自己承認視力愈來愈差，幾步之間只知道有人影，但看不清到底是誰。左眼甚至到了基本失明的程度，果真成了一條名副其實的「獨眼龍」。於是人到中年的世宗，不得不承認自己日漸衰老。

根據史書記載，世宗年輕時就是個胖子，好學好讀書，尤其對中華文化如痴如醉，不僅研究儒學，對文學也有造詣，吟詩作文不輸普通的中國士大夫。和許多貴族喜歡出遊打獵不同，世宗對這些活動很冷淡。那年代沒有減肥的概念，也沒有健康苗條的保健觀，可想而知，愛坐不愛動的世宗勢必愈來愈胖，到中年時，他估計已成為一名大腹便便、體型富態的君主。

和螢幕上瀟灑的身影相比，真實的世宗又胖又瞎，會不會令很多抱追星心態的女性朋友們跌破眼鏡、失望嘆息？

不僅如此，世宗三十歲左右就已出現關節腫痛，部位在腳和肩背，治療十幾年不見好轉。「當痛之時，不能隨意輾轉，其苦不可忍。」後來，他採用溫泉療法，症狀略有緩解，但總是無法根治。

無可否認，世宗大王一生都在為朝鮮王國殫精竭慮，不僅力促朝鮮民族語言文字的形成，還拓展朝鮮的生存空間。趁著明朝對東北地區的管治鞭長莫及，世宗派遣軍隊打敗邊境的女真部落，占了一些領地，設置郡縣。今天，中、朝兩國的邊界線，基本上就是在世宗時確定的。在對馬海峽，世宗大王派軍隊對跨海騷擾的倭寇實施嚴厲打擊，維護自身和大明王朝的安全。

長期的勤政操勞，再加上身體久病不癒，世宗的御醫絞盡腦汁，遍選方劑，甚至堅持讓世宗配合溫泉洗浴治療，但世宗的龍體還是每況愈下。他不得不把政權傳給世子，自己改任「上王」（相當於中國的太上皇），實際上就是主動提前退休，安心養病去了。

景泰元年（一四五〇年）春天，五十三歲的世宗病情惡化，御醫診斷他患有「風疾」，大致相當於現代的高血壓、腦中風之類的心腦血管疾病。世宗頭暈、頭痛不已，肢體麻痺，臥床不起，終於回天乏術，於永膺大君李琰的府邸撒手人寰。

從肥胖、關節腫痛、視力障礙，再到罹患「風疾」，這些不同的病狀，是否有什麼內在的關聯呢？

在世宗的病史中，還有一次奇特的遭遇。他自承得過一次「淋疾」。這又是什麼病？難道世宗也因為縱欲過度患上淋病（性病）？如此難以啟齒的病，他怎會公開坦白？

富態並不是福氣

先按下一代明君是否患有淋病不表。

肥胖、失明，再合併心腦血管疾病，從現代醫學的角度看，世宗大王就是一個典型的「代謝症候群」（metabolic syndrome）病患。

代謝症候群是指人體的蛋白質、脂肪、碳水化合物等物質，發生代謝紊亂的病理狀態，是一組複雜的代謝紊亂症候群，多種代謝紊亂集於一身，包括肥胖、高血糖、高血壓、血脂異常等。這些代謝紊亂是心臟、腦血管病變，以及糖尿病的病理基礎，尤其是中心性肥胖（脂肪主要堆積在腹部）所造成的胰島素阻抗。這種病受多種環境因素的影響，外界因素集中表現於高脂、高碳水化合物的膳食結構，容易增加胰島素阻抗發生。此外，勞動強度低，運動量少，也會造成代謝症候群的發生和發展。簡而言之，高血脂、高血糖（糖尿病）和高血壓，是這類病患的特徵。

其實，世宗患糖尿病是有充分根據的，他宣稱大約在三十歲左右，即患有「消渴」。

消渴泛指以多飲、多食、多尿、形體消瘦，或尿有甜味為特徵的疾病。在《黃帝內經》中又稱為「消癉」。按照中醫的說法，大致就是現代意義上的糖尿病。朝鮮當年也沿用中醫學，宮廷貴族更把中醫當作最先進的醫療技術。世宗繼位第二十一年時，曾對此有所記載，患病「已十三、四年矣」，他二十一歲當上國王，筆者由此推算出他的發病年齡。古人並沒有血糖的概念，更不知道控制血糖的重要性，如此長期的高血糖狀態，導致各種諸如視網膜病變之類的併發症，一點都不奇怪。

為什麼筆者把失明和其他臨床表現連繫在一起呢？糖尿病患者如果長時間血糖控制不佳，很有可能逐漸出現糖尿病視網膜病變（diabetic retinopathy），最終的結果就是失明。世宗在年紀不大時就開始出現雙側視力下降，一側尤其明顯，基本可以排除老年性白內障和感染性疾病。

糖尿病視網膜病變是糖尿病性微血管病變中最重要的表現，是一種具有特異性改變的眼底病變，是糖尿病的嚴重併發症之一。微血管是指介於微小動脈和微小靜脈之間、管腔小於一〇〇至一五〇微米（一微米相當於一公尺的一百萬分之一）的微小血管及毛細血管網，是組織和血液進行物質交換的場所。而糖尿病病患血液成分的改變會引起血管內皮細胞功能異常，進而引起視網膜毛細血管內皮細胞之間的聯合被破壞，造成小血管的滲漏，嚴重者或者延誤治療者會導致失明。

雖然高尿酸血症和痛風不是代謝症候群的必要診斷標準，但研究調查發現，這些病人同時合併尿酸升高的機會遠高於正常人。當尿酸過多，尿酸鹽結晶沉積在骨關節、軟骨及其他組織中，會引起反覆發作性炎性疾病，就是痛風性關節炎，突出表現是患處紅、腫、熱、痛。在現代，有抗炎藥物和秋水仙鹼可以有效地改善症狀（緩解後仍會不定期復發，多和飲食不當有關），但在古代想緩解卻很不容易。從世宗的疾病背景和關節痛的表現細節看，他很可能就是一個痛風病患。

泡溫泉有一定輔助緩解作用，但並不一定能治療痛風。因為，浸泡溫泉可緩解關節韌帶的緊繃、改善關節軟骨中的代謝、減少炎症產物的堆積、恢復關節的活動能力，甚至可以促進新陳代謝，加速氧化還原作用，理論上可以減少一些症狀，但沒有從根本上改善病患的代謝功能異常以及尿酸水平，所以不能根治痛風。這也就是世宗使用溫泉療法，效果勉強算是差強人意，但仍病根難除的原因。

和許多疾病一樣，糖尿病、高血壓、肥胖症乃至代謝症候群，都有一點家族遺傳背景，所以先天體質在發病機制上很重要。世宗的父親太宗李芳遠享年五十五歲，也是長期患病，提早退位；世宗的兒子文宗李珦只活了三十八歲。他們家族的遺傳基因看似不太好。

最後，我們再回頭探討世宗是否患有淋病的問題。

淋病和淋疾，一字之差，並非毫無瓜葛。原來，這兩者都和泌尿生殖系統有點關係。

淋病是淋球菌引起的以泌尿生殖系統化膿性感染為主要表現的性傳播疾病，多發生於性活躍的青年男女。病患開始時尿道口灼癢、紅腫及外翻。其後，排尿時會灼痛，同時尿頻，尿道口有少量黏液性分泌物，甚至產生大量膿性分泌物，排尿時刺痛，龜頭及包皮紅腫顯著，伴隨輕重不等的全身症狀。

淋疾，卻有所不同。

南宋詩人楊萬里曾賦詩一首，云：「去歲四月病，如今一歲來。越吟三百日，涼劑二千杯。極痛過於割，通身總是災。花時久斷酒，紅藥為誰開。」他在注釋裡特意補充道：「去歲四月，得淋疾，今又四月，病猶未癒。」顯然，他沒感覺有什麼羞於啟齒的。

其實，淋疾是醫病名，是以「小便頻數、淋瀝澀痛、小腹拘急引痛」為主症的疾病。《金匱要略》稱其為「淋祕」，將其病因歸為「熱在下焦」，並對症狀作了描述：「淋之為病，小便如粟狀，小腹弦急，痛引臍中。」清代尤在涇在《金匱翼・諸淋》中說：「初則熱淋、血淋，久則煎熬水液，稠濁如膏如砂如石也。」

翻譯成現代醫學語言，大致的症狀就是尿頻、尿急、尿痛，有時伴隨血尿，嚴重者出現尿液極度濃稠（膿液）。根據本病的臨床表現，其對應的就是西醫所指的急性、慢性尿道感染、泌尿道結核、尿路結石以及急性、慢性前列腺炎等。

真相大白，那麼，世宗的排尿不適或泌尿道感染，能與之前的病狀扯上關係嗎？

答案是肯定的。尿酸高的病患很容易在腎臟或者膀胱形成尿結石，這些結石到達尿道後極容易刮傷內膜，導致疼痛甚至出血，尤其在小便時最明顯。而糖尿病病患由於高糖對細胞的毒性，局部癒合能力較差，抵抗感染的能力也更弱，導致本身就是泌尿系統感染的好發者，不少人常被此病糾纏得苦不堪言。

可見，世宗的「淋疾」和失明，正好從側面證明他患有糖尿病和高尿酸血症的可能性很大。

宮廷美食，來者不善

世宗大王的先天稟賦和運動習慣都不太好，早早患病看似順理成章。但是還有一點我們不能忽視，那就是朝鮮的宮廷飲食。

時下，人們對韓國的飲食文化大多比較耳熟能詳，一部《大長今》更是風靡兩岸四地乃至日本、歐美。在韓風吹襲之下，年輕人普遍對韓國料理興致勃勃，甚至追捧為時尚文化。不可否認的是，現代韓國料理味道濃郁、地方特色相當明顯，在很大程度上都借鑑當年朝鮮宮廷的御膳烹調方式和進餐排場。從韓式料理的常見菜式，我們大致能看到朝鮮御膳的影子。

稻米是韓國人最普遍的主食，稻米在韓國料理中還被用來製作打糕、米酒等。至於石鍋拌飯、紫菜包飯、韓式炒年糕、泡菜炒飯等都是韓國料理中常見的主食，甚至著名的蔘雞湯裡都放了糯米，喝湯如同吃粥。上述美味，很多人想必早有所聞並親自嚐過。

米在人體內轉變成碳水化合物——葡萄糖，能升高血糖水平，這種情況在製成粥時更明顯，這就是為什麼吃米飯或者米粥能成為很多人的習慣——果腹感明顯，能有效抵抗饑餓和乏力。問題在於，儘管對正常人來說這沒有任何不良後果，但對於糖尿病患者而言，由於體內血糖調節功能已經紊亂或受損，這種情況下血糖容易升高過快，長期下去又不控制血糖，必然導致病情惡化。

朝鮮的酒釀普遍做得很甜，而人蔘蜂蜜更是一道著名小吃，據說深受世宗大王的欣賞，他喜歡用六年生人蔘切成兩段，蘸著蜂蜜吃。人蔘對代謝症候群並無特殊影響，但問題出在蜂蜜上。當然，糖尿病病患無需禁止吃蜂蜜，但前提是血糖控制理想的情況下適可而止。醫學專家指出，品質好的蜂蜜，葡萄糖和果糖含量約占七〇％至八〇％，這兩種糖均為單糖，極易為人體吸收。如果血糖不穩定，就不宜服用蜂蜜，以免引起血糖的波動。世宗缺乏這類知識，照吃不誤，由此給不良的健康狀況投下更沉重的陰影。

朝鮮半島三面環海，海產品豐富，在宮廷飲食中自然扮演著重要的角色。烤大蝦、烤鮑魚、清蒸大蝦、清燉海參這些平常菜式已十分常見，而朝鮮人賴以自豪的「九節坂」和「神仙爐」中，海鮮的身影更是不可或缺。「九節坂」是一種分成九個格子的木盒，每個格子中盛著不同的肉類和蔬菜，色彩繽紛，外觀華麗，容易激發食欲。中間的格子中擺著薄餅，食用時，用薄餅捲起自己喜愛的肉類和蔬菜，然後蘸上醬料即可，經常被用作下酒菜或野餐食品。「神仙爐」其實就是黃銅火鍋，擺上牛肉、各種海鮮以及形形色色的蔬菜，再淋上高湯，現煮現吃。

問題來了，海鮮到底該不該多吃？海鮮類產品含有較多的嘌呤物質，這些東西進入人體後，最終會代謝成尿酸。明眼人都明白，吃得愈多，尿酸愈容易積累，就更容易誘發痛風了。尿酸正常的朋友通常不會有明顯的不適，但對於尿酸超標的人士，或曾多次發作痛風的病人，吃過多海鮮，就意味著將遭遇痛風的多次虐待了。

由此可見，當那些熱騰騰、香噴噴、紅嫩嫩的肥蝦、大蟹和海魚，再拌上美味松子醬汁進入世宗大王的腹中時，他的關節腫痛、徹夜輾轉又將捲土重來了。

最後，別忘了朝鮮宮廷美食中還有烤鰻魚、燉牛尾、烤豬肉、烤排骨等菜式，深深刺激著舌尖上的味蕾。這些美味在滿足口感之餘，也容易把過量膽固醇滯留在體內，不能不說是一種隱患，偶一為之尚無大礙，長期攝入肯定危機重重。

世宗大王是一位很有作為的勤勉之君，他有文韜武略，能詩擅文，通曉時勢，若不是天不假年，肯定能建立更大的功業。只可惜，此君的身體底子實在太差，外加飲食上無法做到符合現代標準的科學合理，長年臥病在床，積壽僅五十三歲，也就理所當然了。

參考文獻

1.《朝鮮王朝實錄・世宗實錄・卷八十五》二十一年六月二十一日條。上謂金墩曰：「予自少一腳偏痛，至十餘年而少癒，又患背浮腫久矣。當痛之時，不能隨意輾轉，其苦不可忍。去癸丑春，予欲浴於溫井，臺諫有言弊及於民，大臣亦有言其不可者，予因二三人之請，浴於溫井，果有效驗。其後雖或復發，其痛則減於前矣。又患消渴已十三四年矣，而今亦小癒。去年夏，又患淋疾，久不視事，至秋冬小癒。去春講武後患左目，以致翳膜，右目亦因而昏花，跬步之間，但知有人，而不辨為某某也，悔予去春之講武也。一病才癒，一病又生，予之衰老甚矣……。」

2.《朝鮮王朝實錄・世宗實錄・卷九十二》二十三年四月初九日條。上曰：「予得眼疾，今已四五年。至今年正二月，左目幾喪明……。」

卓別林

喜劇泰斗酗酒的謠傳

一九七七年十二月二十五日清晨，聖誕氣氛撫慰著萊芒湖東北岸的瑞士小城沃韋（Vevey）。

大雪紛飛，人們籠罩在一個幽雅恬靜的世界中，似乎來到了一個晶瑩剔透的童話王國。窗外，寒風呼呼地吹著，偶爾會有頑皮的小雪花紛紛揚揚地落在窗欞上，就像跳舞一樣。六角形的雪花各式各樣，有的像銀針，有的像落葉，還有的像碎紙片。鵝毛雪花落在地上，彷彿給大地鋪上厚厚的毛毯；落在樹上，就是給樹木穿上了銀裝；落在汽車上，就像剛出爐的新鮮奶油蛋糕。這美麗的雪景使人們沉醉在清新的空氣中，孩子們大多還在夢鄉，流在枕邊的唾液，彷彿就是他們垂涎等待聖誕老人的禮物。

太陽漸漸露出金邊，金色的光芒灑落在潔白的雪花上，金色的雪花便滿天炫舞。

聖誕節離去的安祥靈魂

年近九旬的著名電影人卓別林就住在這裡。一大早，家人發現老人家的臥室異常平靜，那隻經常在老人身上討寵愛的花貓卻有點反常地跑了出來，不願意再回到主人房間，牠瞪大著有點徬徨而恐懼的綠眼睛。

家人進入房間，準備請老人出來吃早餐。往常的卓別林是不會睡懶覺的，然而此時，他深沉得毫無反應，連一點鼻息都不存在。家人猛然意識到情況不對，拍打叫喚，試圖讓他甦醒，可是卓別林整個身子早已冰涼，如同窗戶上的雪花。

在剛過去的那個平安夜，卓別林全家和普通人一樣，祈禱和祝福，並舉行一次難得的家庭聚會。風燭殘年的卓別林坐在輪椅上，神智略顯呆板，精神也比較疲憊，言語不多，只是默默地用眼神和大家交流，早早就被家人攙扶到臥室的床上。誰也沒想到，老人就在聖誕凌晨撒手人寰。

儘管哀傷瀰漫，但松柏的清香、白雪的晶瑩，依然給人一種深入心脾的安慰。一切都在過濾，一切都在昇華，變得純潔而又安詳。此時，彷彿整個世界都是哀悼的素白裝飾而成。

很快，全世界媒體都出現了一則新聞——查理・卓別林（Charlie Chaplin, 1889.4.16-1977.12.25），著名喜劇演員、導演和電影製作人，在瑞士去世，享年八十八歲。

一時間，很多人勾起了關於他的回憶：那個流浪漢的滑稽形象，寒酸而不乏紳士風度，穿著一件窄小的禮服，套著特大的、嚴重不合尺寸的肥褲和皮鞋，戴著一頂圓頂硬禮帽，手持一根對著社會醜惡現象指指點點的文明杖，留著一撇希特勒的小鬍子，走路總是左右晃動得像鴨子，令人捧腹大笑，這招牌動作成了不少人爭相模仿的形象。

無聲電影時期，卓別林是最有才華、影響最大的人物之一。他自己編劇、導演、表演和發行電影，從英國倫敦大劇院作為童星登臺演出，到轉戰美國影壇，繼而紅遍全美，再到出走瑞士，直至逝世為止，他的職業生涯超過七十年。站在電影工業的世界頂端，卓別林已成為跨越各民族的文化偶像。然而，卓別林的政治傾向卻受到美國當權者的厭惡，導致他在花甲之年後，不得不離開美國。

卓別林去世的消息並沒有震驚世界，畢竟他已八十八歲高齡了。從他去世前一些公開露面的資料看來，卓別林經常在輪椅上度日；他暮年之前沒有留下任何戴眼鏡的照片，這時候卻整日戴著一副碩大的老花眼鏡；臉龐原本有點發福，這時卻消瘦得可怕，連顴骨都露了出來，表情痲木呆滯，早已失去讓人過目不忘的幽默活力。全世界愛好卓別林的觀眾無不感到心痛，儘管這樣的老人年老多病，離開人世再自然不過。

然而，卓別林的直接死因究竟是什麼呢？

民間有這樣一種說法，稱卓別林長年酗酒，在平安夜與家人歡度良宵，興奮之餘酒喝多了，加上老人家有服用安眠藥才能入睡的習慣，結果酒精和安眠藥相互作用，導致毒性增大，令卓別林徹底長眠。而他的家人為了尋找病因，把他的遺體帶回美國進行檢查化驗，最終證實了該項死因。

這個說法在網路廣為流傳，似乎有合理成分，但細想，又有點匪夷所思。

酒精和藥物是罪魁禍首？

從醫學的角度說，安眠藥或者鎮靜藥和酒精一起進入人體，的確存在很大的危險。

有人說，酒精具備刺激、興奮的作用，不是正好抵銷安眠藥的功效嗎？怎麼會有危險？其實，鎮靜安眠藥是最常用來治療失眠的藥物，主要分為苯二氮平類藥物（簡稱BZD類）與非苯二氮平類藥物（俗稱Z-drug），兩者作用機制不同，但異曲同工，最終都可抑制神經系統的興奮。

酒精的化學成分為乙醇，劑量少或初期攝入時，對中樞神經有興奮作用。之後，隨著劑量加大或時間推移，則變為抑制作用，會與治療失眠的藥物產生疊加效應，容易過度抑制中樞神經，副作用極其不安全。輕者隔天起床出現嗜睡、警覺性減弱、記憶障礙、反應遲緩等，嚴重者則會昏迷，呼吸及循環中樞也會受到抑制，出現呼吸變慢、血壓下降、休克，甚至呼吸停止而死亡。

不過，卓別林生命末期的狀態卻無法印證這種傳言。他已衰老得昏昏沉沉，時而清醒，時而嗜睡，這樣的狀態，別說服用安眠藥（已經沒有必要），就算和家人把酒言歡都很困難。

其實，自六〇年代後期開始，卓別林的健康狀況就開始出現嚴重而明顯的下坡。一連幾次遭遇腦中風的襲擊後，卓別林迅速走向衰老。他既往敏捷風趣的思維一去不復返，說話變得緩慢，動作顯得遲鈍，這種狀態在中風病患身上很多見，因為腦細胞受損後不可逆，也不可再生、修復，一批腦細胞死亡就意味著一部分腦功能的衰退，嚴重程度視乎受損的範圍和部位。進入七〇年代，卓別林每況愈下。

一九七二年，被美國政府壓迫並驅逐二十年後，他重返美國，接受第四十四屆奧斯卡的榮譽獎。典禮上，群星薈萃，燈火輝煌，主持人介紹卓別林這位默片時代的巨星時，聲情並茂，滔滔不絕，語氣抑揚頓挫，贏得無數掌聲。這時，老邁的卓別林緩緩登臺，臺下再次掌聲雷動，他那看透紅塵的臉龐激動得有點抽搐，眼含熱淚。在那個曾經無比熟悉的舞臺上，集萬千寵愛於一身，沐浴著閃爍的燈光。此刻，他卻只是禮貌性地表達謝意，寥寥幾句，致辭不足三十秒，反覆多次「謝謝」。看得出來，他很想用更豐富的語言在這個歷史時刻留下永恆，然而，努力地思索後，卻找不到更多片言隻語，只得用不斷的飛吻致謝。十年前的他，還是妙「嘴」生花、詼諧機智得讓人嘆為觀止啊！

第二年，有媒體打算為這位影壇名宿製作一部紀錄片，永久保存其波瀾壯闊的一生。面對攝影機，主持人多次問道：「您還記得和某某一起工作時的場景嗎？」「您當年是怎樣和某某打交道的？」「你們合作得怎麼樣？」自然，這位「某某」也是一代明星。卓別林皺著眉頭，苦思冥想了一番，非常遺憾而尷尬地說：「對不起，我想不起來，我真的想不起來了。對不起！對不起！」主持人又問起另一位名演員，答案一模一樣。事實上，在卓別林以往的傳記中，他和這些人的關係都清清楚楚記錄在案，而且雙方都是好朋友，並無不和諧的傳聞。可見，卓別林並非刻意迴避，而是真的記憶缺失，腦子衰退了。

儘管卓別林對以往的經歷已記憶模糊，但童年時看馬戲帶來的歡樂，卻永遠記在心中。也許，這是他童年時代最大的歡樂。吝嗇的上帝沒有給這位生於窮苦人家的小孩帶來更多，他失去了、錯過了無數的快樂，卻在長大後立志給更多人創造快樂！

去世前兩個月，一個馬戲團造訪瑞士的沃韋小城。卓別林儘管早已不露面，仍欣然抱病出現在馬戲團的觀眾席上，看到精彩處，也慢慢地鼓掌。人們認出這位傳奇老人，趕忙送去鮮花。此刻，因為腦部衰退而表情麻木的卓別林，終於露出笑臉。

實際上，卓別林的家庭醫師開出的死因診斷是腦中風再發，官方採納這一說法。而卓別林的遺體並沒有運往美國（那個他又愛又恨的國度），而是就地安葬。三個月後，兩個竊賊居然盜掘卓別林的墓，劫持裝有遺體的棺材，試圖勒索家人。萬幸的是，警方及時破案，卓別林才得以再次入土為安。

腦中風導致老人在睡夢中離世，並不罕見。這些老人由於身體多個器官功能衰退，呼吸功能本就極其脆弱。在白天，人類還可以有意識地控制呼吸頻率；到了入睡之時，就沒有主觀意志去控制呼吸了。這時候，腦部呼吸中樞便擔負起主要的呼吸調節功能，一旦這部分腦細胞受損或被破壞，人的呼吸功能便會受到威脅，導致窒息，這是足以致命的！

那麼，為什麼坊間有卓別林「酗酒」的傳聞呢？

誰才是酗酒的卓別林？

原來，卓別林有兩位姓「卓別林」的親人，的確是酗酒的受害人。第一位是他的父親，查爾斯・卓別林（Charles Chaplin），生前為戲院的著名歌手，曾在十九世紀末期獲得巨大成功，最終卻因為過度酗酒，患上水腫而去世，年僅三十八歲。

在英國倫敦，老卓別林一家的生活並不幸福，他在妻子生下小卓別林不久後，便與卓別林的母親分居，兩人形同陌路，那位可憐的棄婦只好獨自帶著兒子過著艱難的生活。她也曾是歌手，卻因聲帶損傷而無法重操舊業，只得靠打臨時工勉強養家糊口，很快地患上了精神病。在單親家庭中成長的小卓別林，其處境可想而知。歌手老卓別林拋棄妻子後，運氣也一洩千里，歌唱事業不再賣座，也不再受到老闆和顧客的青睞，很快跌入社會底層。於是，他用酒精自我麻醉，不可自拔。當時的歌手們都習慣在唱歌後到酒吧喝酒，宣洩各種情緒，老卓別林就是其中最潦倒的一個。

小卓別林十二歲時，在某個夜晚最後一次見到爸爸。他清楚地記得，爸爸親吻了他、擁抱了他，也許這是卓別林對父愛感受最深的一次。望著爸爸遠去的醉漢步態，卓別林感到孤獨、迷茫、痛苦和無奈。三週後，老卓別林在酒吧猝死。

長期飲酒不僅傷胃，也會傷肝。人們往往在喝酒時追求快感，卻不曾想到長期大量飲酒，對肝臟的傷害是極大的。

酗酒造成的肝病最常見、最輕微的就是脂肪肝。脂肪肝通常沒有明顯的症狀，連血液檢查都只有輕微變化，因此它的重要性常被忽略。酒精使肝細胞脂肪代謝受損害，以致脂蛋白質分泌不良，連帶使蛋白質代謝異常，因此肝臟腫大，肝細胞堆滿脂肪，且有不同程度之壞死，這個時候如果及時戒酒及治療，仍可恢復。

酒的主要成分乙醇，對肌體的組織器官有直接毒害作用，而對乙醇最敏感的器官就是肝臟。連續過量飲酒能損傷肝細胞，干擾肝臟的正常代謝，進而導致酒精性肝炎及肝硬化。酒精性肝炎晚期時，病患會出現腹部疼痛、全身無力、消化不良、食欲不振、噁心、嘔吐，甚至有發熱、腹脹、腹瀉等症狀。而酒精性肝硬化晚期的症狀和其他病因導致的肝硬化非常相似，嚴重者表現為上消化道出血及精神異常，甚至昏睡、昏迷，有的人還會脾臟腫大、食道靜脈曲張及腹水等。

肝臟受損後，其合成蛋白的能力便迅速降低，而當病患血液中白蛋白濃度不足，也會出現浮腫。

值得注意的是，酒精也會導致心肌病變。在西方國家，酒精性心肌病變甚至占所有擴大型心肌病變病患的三分之一。致病的機制，主要是酒精對心肌細胞有直接毒性，會干擾細胞的正常代謝和功能運轉。此外，酒精也使體內維生素B_1減少，導致心臟功能惡化。長期酗酒可造成心臟擴大、心肌變薄、收縮減弱，進而加速衰竭。這時候，病患表現為呼吸困難、咳嗽、喘息，運動耐量也明顯下降；而當晚期心臟全面衰竭時，病患還會出現浮腫，並以下肢多見，因為一旦心臟的泵浦功能衰退，就已無法將靜脈系統的血液回抽到心室了。

除了酒精性心肌病變外，酗酒還很容易造成心律不整，尤其是所謂的「心房撲動」或「心房纖動」。由於這類疾病常在徹夜飲酒狂歡作樂後發生，所以有個頗為生動的名稱，叫做「假日心臟症候群」（holiday heart syndrome）。多次出現這樣的心律，對健康也是重大的打擊。

另一位「卓別林」，就是查理‧卓別林的最後一任妻子——烏娜‧奧尼爾‧卓別林（Oona O'Neill Chaplin, Lady Chaplin）。

烏娜的父親是諾貝爾文學獎和普立茲獎得主、知名劇作家——尤金‧奧尼爾（Eugene O'Neill），《毛猿》（*The Hairy Ape*）和《瓊斯皇帝》（*The Emperor Jones*）便是他的代表作。

卓別林一生有過四次正式婚姻，他尤其喜歡年輕女人（甚至是未成年少女），也導致多位不到十八歲的女性與他有染。然而，卓別林的前三次婚姻非常不幸（顯然和女方不成熟的心智有關），直到一九四〇年代，他才認識真正的紅顏知己烏娜，從此，緋聞大師的桃色新聞銷聲匿跡。

一九四三年六月，烏娜與卓別林結婚，當時卓別林五十四歲，烏娜只有十八歲。父親尤金・奧尼爾對這段婚姻持極反對的態度，無法接受僅僅比自己年輕一歲的卓別林做女婿，從此以後再沒有和烏娜說過話，然而，烏娜認定卓別林是自己命運的歸依。一九五〇年代，卓別林陷入政治糾紛，被迫離開居住數十年的美國，遠走瑞士。事業大幅滑落，不免苦悶壓抑，而烏娜成了他最重要的精神支柱。

兩人共育有八個孩子。卓別林這段婚姻生活非常長、非常幸福，長達三十四年，直到去世。

卓別林與世長辭後，烏娜對丈夫的亡故非常悲痛，以致開始酗酒，十四年後死於胰腺癌，享年六十六歲。

惡性腫瘤疾病中，胰腺癌的發病率並不高，僅排在大概第六、七位。但胰腺癌死亡率很高，排在惡性腫瘤死亡率的首位，五年生存率僅為五％左右，因此被稱為「癌中之王」。

胰腺癌的發病機制和居高不下的死亡率很複雜，目前尚未明確。有人認為抽菸和酗酒有誘發胰腺癌的可能，也有人提出相反的意見，各執一詞。

笑謔中充滿眼淚

儘管晚年疾病纏身，但卓別林享年八十八歲，在當時的醫療條件下已頗為難得。

而卓別林獲得高壽也是眾多原因共同作用的結果：

第一，卓別林喜歡和年輕人在一起，持續保持心態年輕。雖然一生當中婚姻波折，但卓別林總能及時調整好生活方向，說他花心也行，說他不斷尋找最佳人生伴侶也罷，這位總是喜歡「泡」女孩子的大影星，最後還是和摯愛終成眷屬。真正的卓別林並不酗酒，而是「酗年輕女子」。

第二，卓別林活到老，笑到老，生活中處處妙趣橫生。他的樂觀、幽默，不是面向觀眾的造作，而是心底真實存在的境界。自幼生活在倫敦底層社會，父母離異，父親早逝，母親早病進入精神病院，儼然廢人，卓別林幾乎只能和同母異父的哥哥相依為命。在如此惡劣的條件下成長，還要出人頭地，除了靠勤奮、天賦和運氣外，更要有正常、良好而積極的心態。於是，卓別林從小便學會樂觀應對生活中的種種磨難，他的幽默詼諧也是在這種狀況下慢慢生根發芽的。

辛酸的童年時光為他帶來諷刺社會不良現象的絕佳素材，他日後在電影裡的滑稽形象，初看讓人忍俊不住，卻是畸形社會的縮影，值得深思。

不管戲裡戲外，卓別林都可以把幽默隨手拈來。然而，他的幽默並不是無聊的惡搞，而是發自內心的體驗，是人生感悟的一種特殊表達方式，笑聲中有時浸染著淚水。

某次，卓別林帶著一筆錢外出。走到僻靜處，不幸遇上強盜。強盜拿槍逼他留下「買路錢」，否則格殺勿論。卓別林爽快地答應了，卻央求壞人：「請您幫個忙，在我的帽子上打兩槍，我回去好向主人交待。讓他知道不是我把錢私吞的。先生，您知道的，老闆們都那麼苛刻。」強盜允諾，便開了兩槍。

「請您再往我的衣襟上打兩個洞吧，這樣逼真些，請體諒一下我們這些小雇員。萬一老闆不信，要我賠償，把我榨乾也賠不起啊！」強盜傻乎乎地又開了兩槍。

結果，卓別林依舊不依不饒：「您朝我的褲腳上再開幾槍吧，這樣就無人不信了。」強盜只好極不耐煩地朝褲腳連開幾槍。

這時，卓別林迅猛地奪回錢包，一拳把強盜打倒，自己迅速跳上腳踏車，揚長逃跑了。他不擔心對方開槍嗎？不！據他對武器的認識，這時候手槍早就沒子彈了。

又有一次，卓別林前往中國訪問。席間，卓別林望著剛上桌的北京烤鴨詼諧地說：「我這人對鴨子有著特殊的感情，所以我是不吃鴨的。」接著，他解釋道，他所創造的流浪漢形象，走路時的「鴨子步態」，就是鴨子們教他的。那時候，電影公司催他趕快創作新作品，如果期限一到還沒完工就開除他。幸好，鴨子的靈感啟發了他。為了答謝鴨子，他從此不再吃鴨子。席間，當中國的主人為此表示歉意和遺憾時，卓別林卻搶先吃了一口香噴噴的烤鴨，肥油滿嘴，還讚不絕口。

眾人大惑不解，卓別林卻說：「不，這次例外，因為這隻不是美國鴨。」

早在第二次世界大戰爆發前，卓別林就曾訪問德國，但並沒有受到熱烈歡迎。納粹德國政府對他充滿厭惡，原因是他螢幕上的小鬍子形象和希特勒有幾分相像，而他早在第一次世界大戰前就聲名鵲起了，那時的希特勒不過是維也納的流浪漢、無名小卒。於是，社會上傳言：希特勒是模仿卓別林的！

巧合的是，卓別林和希特勒卻又有不解之「緣」——兩人同歲，幼時家庭生活不幸，而且都遭遇過當流浪漢或流浪兒童的經歷，卓別林更是親自把流浪漢的形象帶上銀幕。

自尊心極強的希特勒當然極其不快、不爽，而德國媒體更是把冷漠、輕蔑和憤怒全扔給卓別林。幾年後，希特勒挑起第二次世界大戰，卓別林抓住時機，拍攝《大獨裁者》（The Great Dictator），親自在片中扮演希特勒，誇張得讓人噴飯，活靈活現狠狠地諷刺了「元首」一番，算是為正義出了口氣，也報了數年前不受待見的一箭之「仇」。

相傳，納粹為此甚至對卓別林動了殺機。據說，希特勒曾讓手下把該影片買下，自己關起門來，獨自「觀賞」。

當聽說希特勒曾兩次觀看《大獨裁者》時，卓別林立即對別人說：「要是他能告訴我他當時在想什麼，我可以付出任何代價。」當然，他這樣說，需要很大的勇氣，也需要不錯的運氣。

卓別林一生並不喜歡聖誕節，因為聖誕節是孩子們最喜歡的節日，而他的童年生活卻乏善可陳。幼年時幾乎從未收到任何聖誕禮物，唯一一次，他得到一顆橘子。

一九七七年冬天的平安夜，妻子烏娜依舊號召了家庭聚會，家人沉浸在各款美食和飲料中，其樂融融。然而，衰老的卓別林只能提早進入臥室，他那天看起來非常疲倦，家人攙扶著他回到床上。細心的妻子沒有把房門關得嚴實，故意留一條門縫，好讓卓別林聽到家庭成員愉悅的聲音。

卓別林最後一次聖誕節應該是快樂、滿足的，他正是聽著這些聲音，慢慢進入深沉的夢鄉，然後一睡不醒。

按照中國的傳統觀念，高壽者在夢中無痛離世，是一種前世修道得來的福分。

柴可夫斯基

音樂大師不可告人的悲愴

西元一八九三年十一月，俄羅斯，聖彼得堡。

天空飄著鵝毛白雪，人們冒著嚴寒參加一場隆重的葬禮。穿著筆挺禮服的男士們和頭戴黑色面紗的女士們，手持著一束束菊花，為逝世者默哀，並祈禱上帝賜予他永恆的生命。靈柩四周用松杉柏編織的花圈裝飾，顯得格外肅穆。樂隊演奏著《悲愴交響曲》（**Pathétique, Symphony No.6 in B minor, Op. 74**）最後樂章，把哀悼的氣氛推向高潮。靈柩的棺木按照東正教的習俗敞開，逝者安詳地仰臥在裡面，彷彿在樂聲中小憩似的。當送葬者唱起最後的輓歌時，親屬們開始親吻他的雙腳及前額。這時候，人們注意到逝者的臉龐是那樣的蒼白和消瘦，甚至乾枯如柴，與數天前幾乎判若兩人。

當天有六萬人參加葬禮，街頭巷尾人山人海。交響曲終止時，全場寂然哀慟，到處都是哭泣聲。這部精湛而深刻的作品，因此更被世人所緬懷。

這位突然「枯萎」的中年逝者，正是《悲愴交響曲》的作者：柴可夫斯基。

溘然長逝，百年疑團

彼得・伊里奇・柴可夫斯基（Pyotr Ilyich Tchaikovsky, 1840.5.7-1893.11.6），俄羅斯著名作曲家和音樂教育家，被譽為偉大的音樂大師。他的音樂是俄羅斯文化在藝術領域的最高成就之一，上至沙皇，下到尋常百姓，人人皆愛，畢生共創作了十部歌劇、三部芭蕾舞劇、六首交響樂，以及無數其他體裁的音樂作品。他曾經這樣說過：「我的交響曲中的每個音符，都出自於我內心的深處。」一百多年過去了，他譜寫的《睡美人》、《天鵝湖》、《胡桃鉗》等偉大作品，仍被視為經典之作，富於感染力，動人而又哀怨，在全世界廣泛流傳，深受各國人喜愛，盛演不衰。當年，他的《悲愴交響曲》才剛剛問世，不料竟然成了作曲家的絕筆。

葬禮結束後，柴氏遺體被運至聖彼得堡亞歷山大・涅夫斯基修道院（Alexander Nevsky Lavra）的公墓安葬。關於他突然離世的原因，時人和今人都議論紛紛。

根據官方的說法，十一月一日《悲愴交響曲》首演後不久，柴氏和老朋友在聖彼得堡一家著名餐廳共進晚餐，但是次日早晨，可能感覺腸胃不適，他不想吃東西，午飯也吃不下，然後，苦於口乾舌燥的他跑到廚房喝了一杯未經煮熟的生水。家人曾勸他不要喝，但他不聽勸告，於是，不幸的事情發生了。

過了一天，柴氏的弟弟發現他開始不停地腹瀉、嘔吐，很快發展到臥床不起。雖然病情愈來愈嚴重，但固執的柴氏堅持不看病，只是自己服用魚肝油。又熬了幾天，他已至氣息奄奄，家屬不得不找來醫師，卻已經無力回天了。

傍晚，聖彼得堡最優秀的醫師們被邀來診治。然而，醫師們對柴氏劇烈的嘔吐和腹瀉束手無策。

十一月五日，柴氏陷入昏迷，延至次日凌晨三時去世。政府特意在《新時代》報上發表由他的醫師署名的〈柴可夫斯基因病逝世〉一文，對其逝世進行專題報導，結論是：柴可夫斯基死於當年流行的霍亂！

筆者也曾對這個判斷深信不疑，並撰文介紹，因為根據文獻資料，俄國那次霍亂病流行，始於一八九二年五月，斷斷續續持續三年多，確實延至一八九六年二月才結束。其間約有二十多萬俄國人和柴氏一樣，喪失了寶貴的生命。作曲家死於這段時間，不是沒有道理。但是，隨著後期研究的深入，筆者開始質疑，那麼，到底什麼是霍亂呢？

霍亂的世紀流行地圖

霍亂（cholera），又被形象生動地音譯成「虎烈拉」，曾經可能是「摧毀地球最可怕的瘟疫之一」。這是一種急性腸道傳染病，最常經由不潔的飲用水傳播。此疫發病急劇，傳播迅速，病死率高，多次蹂躪全球。病患大多因為不可遏制的腹瀉和嘔吐，最後失水「乾涸」而死。

史料記載，從一八一七年至一九二三年的百餘年間，全球共發生六次世界性霍亂大流行。第一次在一八一七年至一八二三年間，霍亂侵襲歐洲邊境。第二次在一八二六年至一八三七年間，霍亂兵分三路，沿著貿易路線和宗教朝聖路線，迅速向歐洲人口密集地推進，穿越俄羅斯直達德國，再從德國擴散至英國東北部；一八三二年，它被愛爾蘭僑民傳到加拿大，在同一時間又進入美國。第三次流行時間特別長，為一八四六年至一八六三年，期間在一八四八年，霍亂染指北美並蔓延到整個北半球。一八六五年至一八七五年的第四次世界性大流行，是經由一艘從埃及到英國的航船流傳開來。第五次和第六次分別發生在一八八三年至一八九六年，和一九一〇年至一九二六年。在這百年間，霍亂大流行造成的損失難以計算，僅印度死者就超過三千八百萬人！

其實，早在一八三〇年，霍亂就攻占過俄國莫斯科，掠走三千名士兵和數萬平民的生命。一八三一年春，它洗劫波羅的海沿岸的聖彼得堡，又輕易地竄入芬蘭、波蘭，然後向南進入匈牙利和奧地利。差不多與此同時，柏林發現霍亂，緊接著漢堡也出現疫情。這恐怖的瘟疫遍及法國、比利時、挪威、荷蘭。歐洲大陸到處警報長鳴，人人自危。

歐洲人對這種疫情早已不陌生，而十九世紀的科技大發展，也使得歐洲人較早認識到怎樣和霍亂打交道。

一八五四年，英國醫師約翰．斯諾（John Snow）發現，倫敦霍亂的大量病例都是發生在缺乏衛生設施的窮人區。他追查到倫敦霍亂爆發的根源——一條叫布羅德街（Broad Street）的街道上一臺已經被汙水汙染的抽水泵，因為霍亂死亡的病例以這個抽水泵為中心可以畫一個圓圈，這就是著名的「斯諾的霍亂地圖」。

儘管當時人們還無法確實找到病原菌，更無從知道它的規律，但斯諾醫師的經驗性發現，最終還是迫使倫敦修建公共供水設施，建立大規模的供水網，全部配備壓力和過濾裝置。

此後，英國政府開始著眼於及時清理垃圾、糞便，改革排汙系統，跟著帶起了整個歐洲的公共衛生運動。不久，這一運動擴散至「新大陸」美國，隨後被介紹到日本、中國等亞洲國家。與此同時，法國等發達國家開始花費精力鋪設地下排汙管道，建設龐大的下水道設施，把供水和排水徹底分而治之，成為各國競相學習的楷模。供水和排水是城市衛生的大型工程，也是十九世紀人類社會發展史上最有意義的里程碑之一。由此，在歐洲和北美等發達國家的重要城市，霍亂的肆虐得到某種程度的控制，死亡人數有所減少。

一八八三年，元凶水落石出。德國久負盛名的細菌學家羅伯・柯霍（Robert Koch）在埃及進行深入研究時，終於發現霍亂的背後黑手——逗號菌，即霍亂弧菌（Vibrio cholerae）。現代醫學已證明，其身體彎曲呈弧狀或逗點狀，還長了一條長長的鞭毛，鞭毛像蝌蚪尾巴似地甩來甩去。它在水樣的大便樣本裡一刻不停地亂竄，一副妖氣森森的模樣。很多時候，霍亂弧菌成群結隊地掠過顯微鏡下的視野，頗像流星雨，一場帶來災禍的流星雨。

製造過無數慘案的小小弧菌發源於美麗、富饒的印度恆河三角洲，在當地的流行至少已有數百年之久，此地因而有「霍亂故鄉」之稱。由於受交通限制，十九世紀初以前霍亂只局限在印度，而當世界經濟貿易和交通運輸的發展，不可避免地也打開了霍亂的封鎖線，這隻蟄伏在文明古國的惡魔便開始走向世界。於是，霍亂從「騎著駱駝旅行」，逐漸升級到坐著輪船、火車，甚至飛機周遊列國，遺患無窮。

水源和食物傳播是非常重要的途徑。病患的吐瀉物中含有大量的霍亂弧菌，加上蒼蠅等作為媒介，可汙染水源和食物，並經消化道引起傳染，人類主要透過飲食不衛生的水或食物

（如被蒼蠅或如廁後洗手未淨的病患所汙染）導致染病。弧菌進入人體後，快者四小時後即可發病，一般是在一至三天內出現症狀，最長可達六天。典型的霍亂往往起病突然，一開始便有劇烈的上吐下瀉症狀，並且大便為水狀，極其稀爛，甚至像淘洗白米的水。

由於霍亂毒素導致的劇烈上吐下瀉，會讓大量的水分和其他因子經腸道細胞嚴重丟失，此時，病患的全身細胞組織便缺乏足夠的營養，無法自行修復維護，平時可迅速排泄的代謝廢棄物，也因無法經水分轉運走而堆積如山，引起缺氧和體內環境的紊亂、失衡、破壞，這就是醫學上常說的「休克」狀態。病患繼而出現小便減少、脈搏細弱、血壓下降、神志轉差，在沒有積極搶救（特別是補液）時，很容易導致全身多個器官（尤其是腎臟）功能衰竭而死。

這些病症似乎能與柴可夫斯基一一對應，然而，事實果真如此嗎？

疑雲密布的奪命凶手

霍亂殺死柴可夫斯基的觀點，現在細細想來，疑點重重。

第一，地點可疑。

十九世紀末的俄國聖彼得堡是當時的首都，地位比莫斯科還重要。雖然俄國的文明程度整體不如英、美、法、德，但在歐洲來說也是大國之一，而且一直學習西歐的傳統，其首都建設並不落後，衛生設施肯定參考倫敦等城市的規劃經驗，因此，霍亂的流行大多以貧民窟一帶為主，不會像過去那樣到處肆虐。

柴可夫斯基作為上流社會的人物，生活條件優越，一般來說是不會輕易接觸到底層居民的，其個人衛生習慣也必然是有所講究。他出事前無非去過兩個地方，一是餐廳，二是居所。那間餐廳是供有錢階層消費的，並不是底層民眾賴以填飽肚子的臨時場所，飲用水和餐具理應會認真地清洗和消毒，柴氏被霍亂感染的機會不高。再說，霍亂是一種急性傳染病，一種大瘟疫，也就是說不會單獨發病，一般都是病倒一大批。今天，我們的媒體經常報導某某餐廳或學校出現食物中毒事件，往往都是細菌或者病毒引起的腸胃炎，雖然不如霍亂凶險，但一發病都是集體中招。反觀柴氏光顧的那間餐廳，除了他之外，其他人安然無恙，這不符合霍亂的傳染規律。

那麼他的下榻之處是否被疫情困擾呢？也不像。畢竟，其他同住的人都沒有得病，社區附近也沒有霍亂疫情。我們很難想像柴可夫斯基會和貧民住在一起，而且，像他這樣出身於貴族家庭的紳士，怎麼可能隨隨便便喝一杯沒有加熱過的生水？

第二，時間不對。

夏季，氣溫明顯上升，蒼蠅、蟑螂之類的害蟲活動頻繁，生長繁殖也很活躍。而人類在烈日炎炎之下，不免會喜歡喝涼水，吃冰淇淋，品嚐新鮮蔬果，這一切都為霍亂的橫行創造了條件。因此，夏天才是霍亂最猖獗的季節，雖然這不代表在其他季節它就銷聲匿跡。

柴可夫斯基是在十一月初暴亡的，此時的俄國已由深秋過渡到初冬，尤其聖彼得堡地處高緯度地區，氣溫更是快速轉冷，如此這般，霍亂的折騰力度畢竟有所減弱。

據史料記載，那一次的俄國霍亂流行在他死時已過了高峰期，同一時期，登記在冊的病患人數不足百人，死者極少。偉大的音樂家為何就偏偏那麼倒楣？

第三，周圍人的行為反常。

按照官方的說法，柴可夫斯基已被醫師診斷為患有霍亂，那麼依據當時的公共衛生常識，瘟疫遺體不宜久留，應該趕快下葬！棺材至少也應該用金屬器物封閉。

然而，參加他葬禮的人成千上萬，還停靈兩天，政府部門卻完全沒有任何制止措施，不僅如此，有不少人還親吻了死者的身體，這無異於自己往火坑裡跳，而時人卻毫無顧忌，可見，當時沒有人懷疑他死於霍亂。看來，不是政府部門對疫情的監管無知，而是根本就沒把他的霍亂當真。

參加診治的高級醫師也不見得有多麼高明，他們在補液、止瀉方面顯然一籌莫展，幾乎就是讓病患坐以待斃。如果只是霍亂，恐怕還不至於讓十九世紀末的醫師表現得如此無能。

那麼，柴可夫斯基到底是怎麼死的？

脆弱的心靈，壓抑的社會

幾乎在官方肯定柴氏死於霍亂的同時，民間早就存在不同的聲音，就是自殺說。

柴可夫斯基多愁善感，性格脆弱，母親在他十四歲時去世，造成他性格缺陷的雪上加霜。從音樂學院畢業後本來擔任教師的工作，由於壓力過大、待遇不佳，他在一八七七年出現精神症狀，不得不辭職。在此前後，一位女學生曾瘋狂地追求他，逼迫要和他結婚，他居然鬼使神差地答應下來，但這詭異的婚姻狀態很快讓他後悔莫及，極力想擺脫而不得後，他萌生了自殺的念頭，方法是跳河，但由於河水太冷，他動搖了，自殺未遂卻凍病了，一場肺炎讓他躺了好長時間。此後，他與這位女學生的婚姻便名存實亡。

這時，一個富有的寡婦走進了柴可夫斯基的生活。兩人互相仰慕，更是展開長達十三年的通信聯繫，信件多達一千二百多封！寡婦無償資助他許多費用，卻畢生沒有與之會面，在他去世的三年前，兩人的聯繫戛然而止。他們之間存在什麼樣的感情？不得而知，但據說，停止聯繫讓他傷心了很長時間。

這段時間，坊間更流出了柴可夫斯基是同性戀者的傳聞。在當時的歐洲，尤其像俄國這樣的國家，在同性戀問題上還是非常保守，絕大多數人不認為這是性取向的問題，而是道德問題，甚至認為是一種有悖於宗教信仰的罪孽！他背負的壓力可想而知。

有理由相信，柴可夫斯基正是不堪各種壓力的折磨，最終選擇了卻餘生。而沙皇政府急於宣稱他死於霍亂，乃是因為沙皇本人就是他音樂的狂熱愛好者，不希望自己的「偶像」被同性戀和自殺這樣的負面報導損傷形象，於是用自然病死搪塞過去。

《悲愴交響曲》是柴氏生平的最後一部大作，傾注了極大的心血。凡是第一次欣賞的聽眾都會注意到，它的終曲並非是傳統輝煌的快板，而是一首葬禮進行曲般悲痛的慢板樂章，其中透出的傷感與消極，讓人很容易聯想到作者對生命深深的絕望。

正當《悲愴》準備在聖彼得堡上演的時候，「預告了死亡的音符」這種說法已經散播在俄國大地上。不知是不是存在心理暗示，演出中，許多人試圖去聽出「哪一段的哪幾個音符預告了死亡」，最終據說是找到了。有人認為，那是高潮部分對傳統安魂曲的仿效，有人則說是終曲用「繃緊的和聲」勾勒出人類臨死前的漸滅餘光。

或許，這就是音樂家的心靈暗示吧。

那麼，柴可夫斯基是用什麼自殺的呢？最有可能的還是砒霜。

在中國，這種古代常用的毒物可謂家喻戶曉，又稱「鶴頂紅」，在各種小說演義中更是大行其道，實際上的確是廣為使用，因為它無色無味，在極少劑量時能入藥治病，但劑量增大則變成無聲的奪命暗器。

不要以為這只是中國人的專利，其實歐洲人對它也不陌生。據說，正是阿拉伯人把這種古老的東方毒藥帶到歐洲。

砒霜實質上是不純的三氧化二砷（有效成分正是砷，砒霜中毒實際上是砷中毒），為天然的白色粉末，有時略帶黃色或紅色，進入人體後能破壞某些細胞的呼吸酶，使組織細胞不能獲得氧氣而死亡，還能強烈地刺激胃腸黏膜，使黏膜潰爛、出血，亦可破壞血管和肝臟。

急性砷中毒多為誤服或自殺吞服可溶性砷化合物引起，口服後十分鐘至一個半小時即出現中毒症狀。臨床表現為食道燒灼感，口內有金屬異味，伴噁心、嘔吐、腹痛、腹瀉、洗米水樣糞便（有時帶血），可致失水、電解質紊亂、腎前性腎功能不全（體液流失過多導致腎臟灌注不足而壞死），甚至循環衰竭等。從這個角度看，倒與柴可夫斯基死前的症狀有幾分相似。

世界上很少有絕對的廢物，就看人類如何使用。三氧化二砷並非一無是處，它可以是一種藥物，過去可以，現在更可以。早期，由於它具有抑制細胞生長的作用，被用於白血病的治療。現在，鑑於三氧化二砷能抑制血管內皮細胞增生，尤其可使內皮平滑肌細胞進入休眠，這種作用原理非常適合用於心臟冠狀動脈藥物塗層支架的製作上，其藥效明顯強於之前的塗層藥物。於是，三氧化二砷引領全新第三代支架的發明，它充分考慮到傳統塗層支架的弊病，做完心臟的冠脈支架植入術後，三個月內可形成穩定的內膜，很大程度上降低了遠期支架內血栓產生的風險。

回到一八九三年，沙皇俄國已暮氣沉沉，而一代音樂奇才柴可夫斯基以年僅五十三歲離奇辭世，似乎正是沙皇的國家政權出現敗亡的早期跡象。在當時，這個國家的一切創新能力都已停滯了。

小說之王瘋狂的內幕

莫泊桑

一八九三年七月六日，在法國巴黎的一所瘋人院裡，一位終身未娶的中年人，孤獨地、永遠地閉上了雙眼，離開那個曾經精彩紛呈的世界。

他的痛苦終於解除了，一勞永逸地。在生命的最後幾年，他的頭痛就像一頭恐怖的怪獸，無時無刻不在折磨他。

他不得不服用乙醚和嗎啡來止痛，劑量愈加愈大，以至後來沒有任何藥物可以緩解他的病痛。最後，各種藥物和治療方法都用遍了，但療效愈來愈糟糕。頭腦迷糊，幻覺叢生，視力退化，他已被病魔摧殘得不成人形。他對別人說：「我想自殺以解脫……，這就是離開塵世的解脫辦法。」離打算自殺前十八天，他準備好了遺囑，只是突然想起要和母親一起過新年，才暫時放棄輕生的念頭。

瘋人院中垂死的病患

當初妙筆生花的他，慢慢地連筆都拿不起來，腦子更像一團亂麻，但是，悲劇沒有終結。

一八九二年一月一日，此人幾乎已病入膏肓。他來到尼斯探望母親，晚宴時突然發病——情緒狂躁，語無倫次，拿起鋒利的刀子，割向自己的喉嚨。被僕人阻止時，他痛苦地大叫：「我割了自己的喉嚨，我真的瘋了！」為了避免他再次自殺，無奈的家人只得送他到巴黎的瘋人院住院。誰也不曾料到，他再也沒有從那裡出來。

差不多一年半的住院期間，他又出現了抽搐和痙攣，病得無法站立。有時無人看管時，他竟趴在地上，用嘴舔著地板；有時張著嘴巴，來回晃動著腦袋，流著唾沫，掛著鼻涕；有時對著牆外咆哮要上前線打仗；有時又收集自己的小便。他的右眼已經徹底失明，原先精神奕奕的中年人，在病魔的折磨下形容枯槁，骨瘦如柴，蒼白衰老。淒慘之狀，慘不忍睹。

經過無數次痙攣、抽搐和慘叫後，他陷入了昏睡，偶爾睜開一隻痴呆無光的眼睛，吐出幾聲無力而悲哀的嘶啞呻吟，只得慢慢等待死神的降臨。

風流文豪，風流文章

死者並不簡單，他就是居伊．德．莫泊桑（Guy de Maupassant, 1850.8.5-1893.7.6），十九世紀後半期法國傑出的批判現實主義作家。莫泊桑一生創作了六部長篇小說和三百五十六篇中短篇小說，代表作主要有《羊脂球》、《項鏈》、《我的叔叔于勒》、《西蒙的爸爸》、《兩個朋友》、《漂亮朋友》等。

莫泊桑的文學成就以短篇小說最為突出，擅長從平凡瑣碎的事件中截取富有典型意義的片段，以小見大地概括出生活的真實，文章布局精巧，文字行雲流水，敘事結合抒情，被譽為「短篇小說之王」，對後世產生極大的影響，在世界文學史上抒寫了傳奇的一頁。令人驚訝而惋惜的是，莫泊桑的黃金創作期不過是生命結束前的十來年，而他享年不到四十三歲。

和同時代許多天才一樣，莫泊桑被認為死於梅毒（syphilis），而且是神經性梅毒。

在人類文明史上，相對於一些老牌瘟疫而言，梅毒只是傳染病「名人堂」的晚輩，卻是後起之秀。

醫史學家們經過研究和考證後認為，梅毒來自於美洲大陸。著名航海家哥倫布（Cristoforo Colombo）發現新大陸的功績可謂家喻戶曉，但同時，他帶來的兩種惡績是一般人容易忽略的，就是現在肆虐全世界的吸菸陋習與梅毒。一四九二年，哥倫布的船隊駛進美洲新大陸的時候，當地原住民的部落中，梅毒氾濫正凶，菸草也燃得正酣。當哥倫布率船隊勝利返航，得意洋洋的水手們向歐洲展示他們從未見過的菸草和其他特產時，也把梅毒悄悄「饋贈」給歐洲。於是，梅毒如同幽靈一般，在西班牙和法國的港口城市，以及義大利的熱那亞（Genoa）首先發難，幾年之間，便蔓延到整個歐洲。在隨後的日子裡，美洲原住民幾乎被歐洲殖民者趕盡殺絕，而冥冥之中，梅毒彷彿就是美洲原住民的報復！

梅毒臭名昭彰數百年，直到二十世紀初，關於它的真相和祕密才被人類所洞察。

原來，這種性病是由梅毒螺旋體（Treponema pallidum，又稱蒼白螺旋體）引起的慢性傳染病。德國科學家霍夫曼（Erich Hoffmann）和蕭丁（Fritz Schaudinn）在一九〇五年首先發現該微生物。梅毒螺旋體柔軟纖細，活力十足，在其前端長有四至六根鞭毛樣的細纖維束，動個不停，有如《射雕英雄傳》裡梅超風的「九陰白骨爪」，極其怪異和弔詭。它在人體內可長期生存繁殖，嗜好在陰暗潮溼的環境中鬼鬼祟祟地生活，這就是它常常寄生在男女性器官附近的重要原因。可惜，梅毒螺旋體對人類特別痴情，對其他生物反而麻木不仁、視而不見，就注定人類成為梅毒傳染的唯一來源。

了解梅毒螺旋體的生存方式，我們就不難明白，梅毒主要是透過性交接觸傳染，除了性器官互相接觸外，也會由性器官透過口唇或手接觸傳染。

歐洲人認為，梅毒流行是浮士德（**Faust**）與魔鬼的交易，是人性陰暗與罪惡的表露，是上帝對人類的警示與懲罰。而莫泊桑確實不失為一位風流作家，或許與當時法國開放的社會風氣息息相關。

與莫泊桑同一時期的愛爾蘭裔美籍作家法蘭克・哈里斯（Frank Harris）在《年少輕狂》（*My Life and Loves*）一書中記載：「莫泊桑多次對我說，只要是他看上的女性，就一定能抱在懷裡。」

一八七〇年，法國與普魯士的戰爭爆發。莫泊桑志願入伍，作戰勇敢。退役後，他輾轉到公共部門任職，並擔任巴黎一些有影響力刊物的編輯，還利用業餘時間創作小說，一八七九年完成了傑作《羊脂球》，獲得巨大成功。

小說描寫普法戰爭期間，法國戰敗，一輛載著法國逃難者的馬車在離開敵占區時，被一位普魯士軍官扣留。軍官一定要車上一個綽號「羊脂球」的妓女陪他過夜，否則馬車不許出境。羊脂球出於愛國心斷然拒絕，但和她同車的那些「有身分」的乘客為了各自私利，施展各種伎倆逼她就範。羊脂球迫於無奈犧牲了自己。但是，翌日馬車出發時，那些昨天苦苦哀求的乘客們，卻突然換了一副嘴臉，紛紛疏遠她，還冷嘲熱諷。她覺得自己被這些沽名釣譽之徒用輕蔑給淹沒了。他們犧牲了她，又把她當作一件骯髒的廢物扔掉。

小說反襯鮮明，懸念疊生，引人入勝，寫出了法國各階層在占領者面前的不同態度，揭露貴族資產階級的自私、虛偽和無恥。

除此之外，人們對莫泊桑關於妓女羊脂球的外貌描寫也讚不絕口。以下是小說的片段：

「（她的）皮膚光潤而且繃緊，胸脯豐滿得在裙袍裡突了出來，然而她始終被人垂涎又被人追逐，她的鮮潤氣色教人看了多麼順眼。她的臉蛋兒像一個發紅的蘋果，一朵將要開花的芍藥；臉蛋兒上半段，睜著一雙活溜溜的黑眼睛，四周深而密的睫毛向內部映出一圈陰影；下半段，一張妖媚的嘴，窄窄的，潤澤得使人想去親吻，嘴巴裡露出一排閃亮且纖細的牙齒。」

羊脂球在莫泊桑筆下可謂嬌豔動人，令讀者過目不忘、浮想聯翩。藝術雖然高於生活，但也必然源於生活。

大概是受到父親風流成性的不良影響，又或者從小生活在極不和諧的家庭環境下，壓抑的心靈畸形地發展。年輕時的莫泊桑不諳世事，又任性好動，被稱為「脫了轠的野馬」，很早就學到花花公子的伎倆，輕率地與一些浮蕩女子交往，甚至尋花問柳。

繁瑣的業務和那些唯唯諾諾的人事，令莫泊桑感到空虛、無聊和厭煩。一到假日，他就到塞納河畔散步，偶爾也在河中游泳。他曾與五個酷愛水上運動的夥伴一起購買了一艘遊艇，並取名「玫瑰之葉號」，甚至成立了小社團，常常吃喝無度，夜不歸宿，和女人濫交至精疲力竭。他們常常在遊艇上帶幾個女伴，一起尋歡作樂，甚至經常交換性伴侶。

莫泊桑體魄健壯，風流瀟灑，儀表堂堂，頗得女人的青睞。隨著他的名氣愈來愈大，上流社會的女士紛紛對他產生愛慕之意，閨閣小姐甚至寫信表達景仰和心儀。莫泊桑討女人的喜歡，除了才華橫溢、相貌出眾外，在性格上也很有特點。據說，在他身上，「既有野蠻的獸性，又有憐憫的人性，既天真又圓滑，既狡詐又真誠，既聰明又愚痴。」這就是多才、多情、浪漫的莫泊桑！他性欲極強，卻對女人帶有強烈的不信任感，於是不斷地變換性伴侶。他也承認：「我不愛她們，但她們逗我高興。我覺得她們把我迷住了。」

被女人弄得暈頭轉向，莫泊桑就像吸毒上癮似的，完全離不開她們。無論在巴黎、坎城還是在國外，他都少不了找女人尋歡作樂。多情的貴族婦人、妖豔的餐廳侍女、淳樸的農莊姑娘、半推半就的寡婦……都與他有染。不檢點的生活，使莫泊桑迷失了方向，不可自拔。

法國作家左拉（Émile Zola）在莫泊桑的葬禮上致悼詞：「他文思敏捷，成就卓著，不滿足於單一的寫作，充分享受人生的歡樂。」這「人生的歡樂」，莫非指的是莫泊桑追逐女人的遊戲人生？對於這終身未娶的大作家來說，女性占有重要地位，既見於他的日常生活，又見於他筆下的人物。

閱女無數的放蕩生活，成就了莫泊桑小說中的女人，尤其是妓女的形象。除了《羊脂球》，作品《菲菲小姐》的女主角也是一名妓女。而《項鏈》、《漂亮朋友》等作品中，輕佻放蕩的女子形象、尋歡作樂的場景比比皆是，這些描寫貫穿於莫泊桑的作品中。

關於莫泊桑的症狀，最明顯的就是右眼視力下降，反覆出現頭痛、頭暈，其後出現抽搐和精神失常（包括自殺傾向和行為）。醫學家認為，這些都可從三期梅毒（神經性梅毒）裡找到吻合點。

梅毒螺旋體在第三期梅毒階段，會侵犯腦血管、腦膜、脊髓和腦組織，造成梅毒性腦膜炎等嚴重併發症，甚至合併腦損害。病患顱內壓力增高，可表現為頭痛、噁心、嘔吐、抽搐、失語和半身不遂。醫師檢查時，常發現他們精神錯亂、譫語和視神經乳突水腫。輕者表現為抑鬱和壓抑，重者甚至自殺。有時視神經會被直接侵害，導致視力下降或喪失。注意，上述神經性梅毒的出現，常在首次感染後十五到二十年才發病！

不過，這難道可以全部解釋莫泊桑的病狀嗎？

梅毒前的憂鬱和恐懼

莫泊桑的頭痛似乎是偏頭痛（migraine），在他很年輕時（至晚二十歲左右）就出現了，而他的母親和弟弟（早逝於莫泊桑）也有同樣的頭痛的症狀，符合先天體質的特性，不能用梅毒解釋。至於莫泊桑的梅毒最早診斷記錄，大概出現在一八七七年，那時不過二十多歲而已。如果他的頭痛與梅毒有關，那麼無法解釋何以這麼早就出現神經症狀。

偏頭痛有許多種，大多伴隨著一種視覺或軀體感覺上的幻覺，如閃光或看到異物等，或是先有幻覺再頭痛發作。這些幻覺被定義為「先兆」（auras），也會發生在沒有頭痛時，種類繁多。

一八七六年，尚寂寂無聞且未被診斷出梅毒的莫泊桑，發表了一部小說《在水上》（***Sur***

L'eau）。

在這短短的故事裡，莫泊桑布下一個可怕的夜晚：一位船工在寧靜的月光下乘船出航，但他的錨卡住了，致使他獨自滯留在水中央。他開始感到焦慮，打開一瓶蘭姆酒喝下，試圖消除焦慮。慢慢地，他看到神祕的東西，那是河上籠罩著一層厚厚的白霧，船周圍發出奇怪的聲音。當清晨來臨時，船夫漸醉。最終，濃霧退去，船工被路過的漁民發現，而他的錨是被一具老女人的屍體卡住了。

莫泊桑筆下的濃霧幻覺令人窒息，船工似乎也體現到死亡的氣息。透過幻視的結合，加上船工的身體反應，莫泊桑創造了一個生動而迷幻的情節，這一切純粹由恐懼造成。

可見，莫泊桑非常熟悉幻覺的感受，極有可能在多次遭受偏頭痛襲擊的時候，有著深刻的體會。在往後的日子中，他的作品依然屢屢出現幻覺的描寫，甚至寫出作品人物如何服藥治療。看來，莫泊桑對當時的療法也頗為了解，推測他就是這方面的病患，以至於長期尋醫問藥。可惜，當時的醫療條件尚簡陋，無法提供安全和有效的療法，甚至很多藥物本身就能誘發精神症狀的副作用，愈是多服愈是被新的奇怪幻覺困擾，可謂惡性循環不止。

有一次，莫泊桑告訴朋友，某天晚上回家後，他居然看到火爐旁，坐著另一個自己的影子。

《奧爾拉》（*Le Horla*）是莫泊桑晚年的作品。**Le Horla** 這個字為莫泊桑所杜撰，其出處曾引起大量考證，眾說紛紜，研究者認為它是由詞根 **hors**（外）和詞根 **la**（那裡）組成，意思是來自他處，類似「外星人」的意思。

小說以日記形式寫成，大意是：

「我」原本是一個快樂的鄉村紳士，一天突然陷入一種莫名的焦慮中，感覺空氣中有一種未知的力量在影響著「我」，使「我」的心病愈來愈重。為了檢驗自己是否有夢遊，「我」做了幾次試驗，把水、牛奶、麵包、草莓放在床邊，卻只有水和牛奶被喝掉。我又在臥室內放了瓶裝的牛奶和水，把它們用白布包好，並在自己的嘴上、手上抹上黑鉛，隨後上床睡覺。醒來後，「我」發現白布沒有弄髒，但牛奶和水仍然消失了！這證明有什麼東西跟我一起在臥室，喝掉了牛奶和水，而它當然也能輕易地控制「我」、傷害「我」。

「我」深受困擾不可自拔，沒有其他選擇，只能結束自己的生命。

以下是小說的描寫：

我睡了很久，兩、三個小時，然後做夢……不，是惡夢攫住了我。我感覺自己躺著，我在睡覺……，我感覺到這一點，也知道這一點……，我也感到有人走近我、看著我、觸摸我，上到我的床上，跪在我胸上，兩手抓住我的脖子，死勁掐……掐……要把我掐死。

……

七月四日，果然，我舊病復發了。從前的惡夢捲土重來。昨夜我感到有人蹲在我身上，用嘴對著我的嘴吮吸我的生命。是的，他像吸血鬼一樣從我的喉嚨吮吸我的生命，然後吸飽了，站起來，而我呢，我醒了過來，精疲力竭，渾身無力，奄奄一息，動彈不了。如果再這樣繼續幾天，我當然要再次出走。

如果沒有切身體會，估計莫泊桑很難寫出這樣的詞句。莫非，晚年的他已經飽受幻覺的騷擾，感同身受，由此創作出如此生動逼真的作品？的確，這些傳神的描寫一度讓新聞記者誤以為，作者已經瘋掉了。

莫泊桑也的確存在焦躁和憂鬱，並多次向朋友申述，也向母親傾訴，最早能追溯到二十出頭時。

一八七三年，他寫信告訴母親：「我發現自己是如此的失落，如此的孤獨，如此的消沉……。我覺得苦惱的時刻是這樣的難熬，我已不知所措……。」

顯然，這些早期精神症狀都不能用梅毒和神經性梅毒解釋。

藥有三分毒

根據史料記載，莫泊桑深信自己得了梅毒。

一八七七年，他公開宣稱身上長滿痘疹，這在當時不一定是丟人的事情，反倒是許多文人墨客、風流藝術家自我標榜、沾沾自喜的姿態。或者說，這也是一種病態的自慰。

梅毒螺旋體初次進入人體後，一般經過二到四週左右，在性器官陰莖、陰唇、陰道口等處發生炎症反應，這些突出皮膚表面的顆粒叫「硬下疳」（Hard Chancre, Ulcus Durum），此期是一期梅毒。第二期為斑疹期，與第一期合稱早期梅毒，兩期的傳染性極強，螺旋體在人體內擴散，皮疹遍布全身，以四肢更明顯，典型的症狀為皮膚斑疹。

不管莫泊桑身上的疹子是否屬於梅毒疹，根據當時醫師的意見，他需要按照梅毒的診斷、進行治療。

在十九世紀下半葉，醫師依舊迷信水銀對梅毒的治療價值，畢竟當時也沒有別的藥物可以根治梅毒。據說，用水銀製成的外用藥劑可以治癒部分梅毒疹。不過，很多醫師認為，對於體內廣泛存在的梅毒，外用藥物顯然鞭長莫及，因此，他們建議病患服用水銀，當然是兌其他飲料，如巧克力糖漿，一起喝下。

在給友人的一封信中，莫泊桑興奮地說：「在過去的五週時間內，我每天都服用四釐克（centigram）水銀、三十五釐克碘化鉀，感覺棒極了，很快，水銀將成為我的主食。我的毛髮重新長出來了，我的痘疹減少了。」

水銀是否真的對治療梅毒有效呢？現代科學還無法給出完整的答案。但按照莫泊桑的計畫，他將長期服用水銀。

然而，水銀雖然是「藥物」，但更是毒物。

水銀，即汞，是目前發現的唯一液態金屬，也是一種重金屬。汞離子易與硫基結合，使與硫基有關的細胞色素氧化酶、丙酮酸激酶、琥珀酸脫氫酶等失去活性。汞還與氨基、羧基、磷醯基結合而影響官能基的活性。由於這些酶和官能基的活性受影響，阻礙細胞生物活性和正常代謝，最終會導致細胞變性和壞死。

這就是水銀損害人體的病理基礎，儘管它經過消化道吸收的效率不算高，但長期攝入，必然導致聚積和中毒。

急性中毒者，病患口內有金屬味，會有頭痛、頭暈、噁心、嘔吐、腹痛、腹瀉、乏力、全身痠痛、寒顫、發熱等表現，嚴重者情緒激動、煩躁不安、失眠，甚至抽搐、昏迷或精神失常。

亞急性中毒者，與急性汞中毒相似，雖程度較輕，但可見脫髮、失眠、多夢以及眼瞼、舌、指顫抖等表現。

慢性中毒者，存在頭暈、頭痛、失眠、多夢、健忘、乏力、食欲缺乏等精神衰弱表現，進而出現情緒與性格改變，表現易激動、喜怒無常、煩躁、易哭，或膽怯、羞澀、抑鬱、孤僻、猜疑、注意力不集中，甚至出現幻覺、妄想、痴呆等精神症狀。有的人視神經受損，成為瞎子。

到了末期，嚴重中毒者與瘋子幾乎無異！這，難道不更像莫泊桑晚年的症狀嗎？

二十世紀七〇年代初，當時的伊拉克從美國和西班牙進口了一批麥子，當種子使用。這些種子用甲基汞殺真菌處理過。儘管包裝袋有西班牙文「NO USARLO PARA ALIMENTO」（不可用於食品）的紅色警示，但是能看懂的伊拉克農民屈指可數。

當種子到手時，農耕時間已經錯過了，為了不浪費，有些人就拿種子進行加工，做成麵餅來吃。結果，大規模水銀中毒事件隨之爆發，據檔案顯示，受害者出現感覺異常、步態失調和失明的症狀，共「六五三〇人入院治療，四五九人救治無效身亡」。

類似的情況也出現在日本的熊本縣水俣市，即「水俣病事件」。

六十二年前，當時水俣市還只是以數量龐大的水產聞名。

四月下旬，水俣工廠附屬醫院向水俣市保健所報告了一起原因不明的疾病：一名居住在水俁市月浦地區的少女，手足麻痺、不能張嘴、不能進食，病情嚴重。

其實，早在六年前，當地就出現過詭異的情況：貓紛紛跳起大致相同的「舞蹈」，狀若瘋狂，被當地人稱為「貓舞蹈病」。隨後患病的貓愈來愈多，一些貓兒開始跳海自殺，一年時間超過五萬隻貓自殺喪命。其他動物也或多或少出現瘋狂的症狀，這個城市彷彿籠罩在「詛咒」之中。

人們注意到居民也開始出現異常，一些嚴重的人已長時間臥床不起，在失去意識期間悄然去世。

這種情況引起政府機構重視，調查部門後來發覺中毒情況嚴重者多為漁民，於是他們注意到水俁港灣出產的海鮮。他們解剖水俁病死者和大量水產物進行檢測，同時也檢測水俁灣的水質。從中，發現了錳、硒、鉛、汞等重金屬，其中有機汞的毒性最強。

原來，這是日本窒素（Chisso）肥料株式會社（現名為智索株式會社）長期向海水排放化工廢料導致的。那些含大量汞的工業廢水被排放到水俁灣，廢水中的氯化汞、硫酸汞經海底泥中的細菌轉化，變成含劇毒的甲基汞。微生物吸收了甲基汞，小魚吃了微生物，大魚吃了小魚，而人類和其他動物吃了大魚，層層積累，隨著食物鏈的遞升，汞終於在人類身上濃集，引起中毒。

今天，人們已熟知水銀的利弊和毒性的可怕，可惜，在莫泊桑時代，人們對水銀的毒性知之甚少。而治療梅毒的特效藥物——青黴素，尚未被發明出來，病患們只能在痛苦和無助中，幻想透過水銀這種略帶神祕性的物質，戰勝梅毒病魔。結果，往往只能在幻想中愈走愈遠，愈走愈黑，直至踏上不歸之路。

我們無從得知莫泊桑與梅毒的細節是否真實，或許，水銀的毒副作用和偏頭痛的幻覺，使他筆下的描繪更加真實、傳神。可以確信的是，水銀的毒性讓他的病情雪上加霜，直至讓他提早失去寫作能力，瘋癲痴狂。一位高產的天才由此英年早逝，實在令人扼腕嘆息。

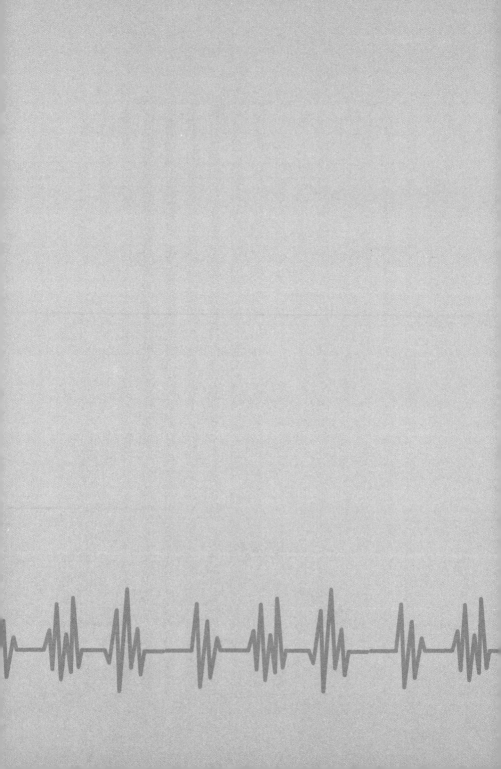

第二診　醫學考古再探勘

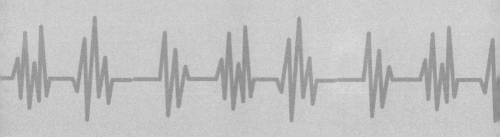

路易十四

太陽王發黑的右腳

歷史邁進十八世紀，此時整個歐洲大陸正「沐浴」在一位偉大帝王的光輝裡。他就是路易十四（Louis XIV, 1638.9.5-1715.9.1），波旁王朝的法國國王（請參見第三頁彩圖）。

路易十四自號「太陽王」（le Roi Soleil），在位長達七十二年三個月又十八天，是世界上在位時間最長的君主之一，也是有確切紀錄、在歐洲歷史上在位最久的獨立主權君主。以古老帝制著稱的中國，長達二千多年的歷史中，在位時間最長的清朝康熙皇帝，其紀錄也只是六十一年。碰巧的是，他比路易十四年輕十幾歲，兩人都是幼年登基，這兩位相隔萬水千山的帝王，其實處於同一時代。

自二十三歲親政後，路易十四在法國逐步建立君主專制的中央集權王國，強化法國國王的軍事、財政和行政的決策權。在位期間，他多次發動戰爭，經過與歐洲列強的反覆較量，法國一躍成為歐洲霸主，然而，為此也付出沉重的代價。

在法國，雄才大略、文治武功的路易十四受到普遍的尊敬，但他的窮兵黷武和奢靡生活，也使得法國的經濟瀕臨破產，為此，他不得不逐漸增加對農民的稅收。這一切，為一七八九年波旁王朝在大革命中迅速土崩瓦解，種下了禍根。

進入一七一一年，路易十四的家庭悲劇開始接二連三。老國王的高壽對後代來說，並非是絕對的好事。這一年，他培養多年的王太子年已半百，卻不幸患病身亡。第二年，尚未從悲痛中緩解過來的太陽王又連遭打擊：王太孫和太孫妃相繼染病去世。歷史資料顯示，很可能是當時宮中流行一種像天花一樣的急性傳染病，不久，王曾孫（路易十四王太孫的長子）也因此夭折。白髮人送黑髮人，路易十四的身心遭遇重大打擊。

右腳，終止了王位紀錄

一七一五年夏天，國王已經明顯衰老。

這年八月十日，他提出要戶外打獵，散散心。

七十七歲高齡的路易十四與其說是打獵，還不如說是郊遊野餐。他早已步入暮年，老眼昏花，連火槍都無法瞄準。更糟糕的是，他身手不再敏捷，體力嚴重衰退，腿腳笨拙得再也無法騎馬，平日出門只能坐在三輪木製輪椅上由隨從推動。此次出遊，國王終究還是被折騰得身心疲憊。他感覺右側小腿尾端隱隱作痛，但自認休息一段時間就好了。

回到凡爾賽宮，路易十四的精神卻依舊萎靡，右側小腿的疼痛不僅沒有減輕，反而日益加重，不得不臥病在床。

這一躺，老人家的身體狀況就每況愈下了。

御醫們查看國王的身體，發現他的右側小腿上出現了一塊皮膚潰爛，中心發紅變硬，邊緣稍微紅腫。按照當時常規的處理方式，御醫們只能清潔國王的患處，並塗抹各種藥膏，有的含有薄荷成分，試圖「消炎」及緩解症狀。

可是，事與願違，路易十四的腿痛愈演愈烈，簡直到了坐臥不寧、夜不能寐的地步，原本這位國王的胃口甚為了得，卻變得茶飯不思，日夜呻吟，苦不堪言。

時間一天天過去，群醫束手無策。此時面對的困境遠遠超過他們的知識範圍，無奈之下，只能給國王增添營養，拖一天算一天。於是，路易十四便開始喝驢奶，據說，這種乳汁比羊奶更有營養價值。曾經氣壯山河的一代雄主，就這樣苟延殘喘著。小腿的損傷範圍愈來愈大，其擴張趨勢一發不可收拾，整條腿自膝蓋以下，先是水腫，繼而發紅，然後就向紫黑蛻變，溫度愈來愈冰涼，皮膚的質感也愈來愈硬。

路易十四大概知道自己來日無多了，在半醒半昏睡中開始不斷說著繼承人的問題。此刻，從血緣和法統上來看，最有資格的繼承人是另一位小曾孫——王太孫的次子（即後來的路易十五），他剛從那場恐怖的瘟疫中僥倖活下來，當時年僅五歲，是僅存的獨苗。

八月二十六日，路易十四喚來年幼的曾孫，在病榻前當著群臣的面，叮囑他要愛護天下蒼生，愛惜民力，要減輕他們的稅收負擔，不要發動戰爭。這類自責式懺悔，幾乎成了所有偉大君王的晚年套路。因為雄心或者野心，他們早已把民脂民膏、民力折騰得凋敝不堪，眼看就要涸澤而漁時，才又想起自己的名聲和帝國未來的長治久安。畢竟，子孫在他們眼中都是守成之君，不期望他們超越自己成為另一位大帝。

當路易十四逐漸油盡燈枯的時候，有一位醫師從民間覓得祕方，原料之一竟然是動物的屍體，他說這是為國王所盡的最後一絲努力。要是平時，如此來路不明的東西，肯定不能隨意用在國王身上，把他當試驗品似的。然而，到了這樣危急存亡之秋，王室和大臣們均已慌不擇路，唯有帶著僥倖心理試一試。奇怪的是，路易十四試用後居然稍覺症狀緩解。

然而，這其實不是好兆頭，只是病患的迴光返照，很快，路易十四就陷入彌留之際。他那條病腿已變得像黑炭一般，惹得蒼蠅蠢蠢欲動，散發出的惡臭，讓國王最親近的人都掩鼻唯恐避之不及。

醫師們用手術刀嘗試刺激皮膚，路易十四只是瞪大著無神的雙目毫無反應，顯然，那條患肢已徹底壞死，不再屬於他的身體了。這就是外科裡常見的「壞疽」（gangrene）。此時，醫師們發現患處的骨頭都已經受損。

如果及時切斷患肢，路易十四會不會躲過一劫？御醫們不是沒考慮過這個問題。然而，誰也不敢自告奮勇地實施。因為，第一，時機已經晚了，壞疽的「毒素」已向全身擴散；第二，截肢手術是當時的技術難題，即使在青壯年身上施行，都可能九死一生，何況風燭殘年的路易十四。要知道，截肢出現的大出血和傷口感染，可以很快把病患置於死地。直到十九世紀後期，外科醫師意識到殺菌消毒的重要性，再配合麻醉藥的廣泛使用後，外科的瓶頸才算闖開。

最後，路易十四只能等死。雖然他的生命力頗為頑強，幾次在死亡邊緣上又睜開眼睛，但明眼人都看得出，他的一生已進入倒數計時。

九月一日，距離他的生日還有四天，上午八點十五分，路易十四在昏迷中嚥下最後一口氣，也解脫了。從發病到去世，整整三週。

十七、十八世紀或之前，歐洲人大多死於戰爭、瘟疫，或甚至醫師之手，他們有的是活活被治死的（比如荒誕的放血療法），凸顯當時醫療水準的落後。於是歐洲人大多信仰上帝，把求生的希望留給上帝，而不是交給醫師。

頑疾纏身，與病同行

路易十四的寢宮內，珍藏著一件稀世傑作，不僅美侖美奐，而且具有很高的歷史研究價值，就是路易十四中年時的側臉蠟像。歐洲人的蠟像製作工藝素以精湛著稱，其成品往往高度接近真人。比起那些誇張得有點神化的油畫，蠟像的真實還原度更高。路易十四這副蠟像，長長的頭髮灰白而蓬鬆，真實的路易十四也如此，在這個年紀由於脫髮嚴重，早已戴著假髮；他的眼角皮膚不但有魚尾紋，而且下垂得有點缺乏神氣；臉部皮膚不但顯得鬆弛，細看之下，還散布著點點的坑坑窪窪。如此忠於歷史真實的蠟像臉部，既反映藝術家的巧奪天工，更體現法蘭西王朝的相對寬容。相比於中國古代的帝王畫像——個個臉部光滑無比，毫無瑕疵，歐洲的文化似乎多了一點實事求是。

為什麼長著這些坑坑窪窪？原來，路易十四在九歲時得過天花，這種痘疹疾病在倖存者身上和臉上都會殘留這樣的疤痕，嚴重者就是滿臉「麻子」。其實，康熙小時候也是從天花的魔掌中死裡逃生，他的後裔咸豐帝也如出一轍。自然，作為後遺症，他們的皮膚肯定好不到哪裡，只是大清宮廷畫師從來不敢在畫像上做如此細緻入微的描繪。

路易十四的蠟像向我們揭示，享受著十七和十八世紀歐洲一流服務和保健的帝王軀體，也無時無刻不經受病魔的拷問。御醫們費盡心機，每天早上都要問候帝王是否安睡，接著了解有無夜間盜汗，再接著就是觀察糞便和小便的形態和顏色，甚至聞味道，判斷有無異常，就差沒有嚐一嚐味道了！這有點像中國春秋時期被俘虜的越國君主勾踐，如此討好著吳國國君夫差。

作為一位多才多藝的君主，路易十四不僅擅長舞蹈，更曾登臺演出戲劇，扮演劇中的太陽神，讓無數的女人圍著他轉，像蜜蜂不依不饒地纏著鮮花。路易十四風流倜儻且精力旺盛，偏偏王后西班牙公主其貌不揚，甚至法語都不太會講，於是國王到處尋花問柳。歷史上有名有姓的路易十四情婦大有人在，生活不檢點讓國王染病，畢竟細菌、病毒不理會誰的身體尊貴、誰的身體卑賤。路易十四就曾得過淋病，只是後來沒再復發而已。

在畫像中縱橫捭闔、不可一世、意氣風發的偉大君主，真實的生活卻是痛苦連綿。

回看太陽王的一生，其御醫的記錄目前保存在法國國家圖書館中，幾乎就是他的完整病歷和病史的原始檔案。這位帝王一生時常受到疾病困擾：腹脹、頭痛、嘔吐等。

一六五八年，路易十四在佛蘭德地區（法語 **Flandre**，目前是比利時西部的一個地區）行軍作戰，不料被高燒、精神錯亂（譫妄）、小便失禁困擾著。據說，這是一種「加萊病」（**Calais illness**），類似斑疹傷寒或傷寒，軍醫無法根治，只好用放血療法。當然，這樣的方法完全無濟於事。最後，國王冒死一搏，使用劇毒的銻劑治療，居然讓疾病「痊癒」了，但副作用導致大面積脫髮。日後，「太陽王」再也沒長出茂盛的頭髮，在餘生，他的假髮便大行其道。

在當時，常用的醫療手段無非是灌腸、放血，路易十四病歷中的灌腸、放血居然多達幾百次。

拔牙的手段也很原始，甚至爆發出可怕的破壞力。路易十四愛好甜食，結果罹患蛀牙，上顎的拔牙術卻做得不徹底，有殘餘牙根，結果再次拔除時損傷上顎和裡面的骨頭，意外導致口腔接鼻腔的瘻管形成，食物殘渣和液體經口腔從鼻子噴出，異味熏人且骯髒難看，大失體面。

為了保證帝王有足夠的生育能力，御醫們也紛紛為路易十四絞盡腦汁。他們進貢了一味神奇的藥材，據說是用雄鹿的鹿角磨成粉末，再添加若干祕方特製而成。路易十四儘管風流成性，但比起同時代擁有子女近四十人的康熙大帝，壽命更長的太陽王畢生只有三子三女，少得可憐，而且除了長子，其餘人居然都先後夭折。

一六八六年，路易十四甚至患上肛瘻。

肛瘻是發生在肛門直腸周圍的膿腫潰破的病變，多數是膿腫後的遺留。典型的肛瘻就是一根通暢的完整管道，一頭在肛竇內，一頭在肛門邊緣外，或在直腸壁。非典型肛瘻一般只有內口而沒有外口，或雖有內口又有外口，但中間瘻管閉塞，或只有外口，內口找不到，或乾脆就只有一個硬結。路易十四覺得肛門疼痛，又難以啟齒，患處反覆自外口流出膿液。

這不僅把路易十四折磨得不行，也把他的御醫急得團團轉。放血、吃補藥、灌腸、塗膏藥等手段試遍，均毫無起色。

後來，還是一位出身理髮師的外科醫師菲利克斯（Charles-Francois Félix）解決了問題。為慎重起見，他製定手術方案後，花了半年時間，在七十五個肛瘻病患（大多是囚犯）的屁股上做了試驗性手術，最後才有信心在國王身上運用。幸虧，他一舉成功。

他被封為爵士，據說每年俸祿約相當於現在的十三・四萬美元，但這位外科醫師以後再也沒有機會揮舞他的皇家手術刀了，其中原因，各位讀者自己思考。

糖尿病導致下肢壞疽

路易十四生命末期罹患的極有可能是糖尿病足，由此導致壞疽，最後肢體壞死後，合併全身感染而死。

糖尿病足是指因糖尿病血管病變和（或）神經病變以及感染等因素，導致病患的腳或下肢組織被破壞的一種病變，病足的症狀和體癥因病程和病變的嚴重程度而不同。輕者只有腳部微痛、皮膚表面潰瘍；中度者可能出現較深的穿透性潰瘍合併軟組織炎；嚴重者在潰瘍同時合併軟組織膿腫、骨組織病變，腳趾、腳跟或前腳背局限性壞疽，甚至可能出現全腳壞疽。長期不癒導致細菌反覆感染致死，這是糖尿病足的最終結局。而導致傷口長期難癒的幕後罪魁禍首、最大的嫌疑者，就是糖尿病！

糖尿病是一種內分泌代謝不正常的疾病，原因是胰臟分泌胰島素不足或未能發揮應有功能，最終的結果是人體血糖含量異常增高。而血糖過高會導致人體的神經和微血管系統受損、促進皮膚生長的胰島素生長因子減少，從而引起局部組織再生和修復能力下降。同時，由於糖尿病病患的末梢神經受損，對痛覺不太敏感，從而往往延誤了發現和就診時間。等到皮膚明顯潰爛時，恐怕為時已晚。

在當代，美國有人統計認為五〇％非意外創傷截肢是糖尿病所致。而四十歲以上的糖尿病患者、患糖尿病十年以上者、男性、有足部潰瘍者、血糖未控制者，都是糖尿病足的潛在受害人群。

缺乏抗生素的古代，可以想像，這樣的創面正是細菌大量繁殖、瘋狂肆虐的最佳溫床。而細菌的啃噬，又使得創口愈加糜爛不堪，形成惡性循環，直至細菌把整個人「吃」掉！拖延了數週之後，細菌通過傷口，逐漸侵入路易十四全身，造成嚴重的敗血症和感染性休克，把他寶貴的生命吞噬了。

大胃王吃垮波旁王朝

路易十四罹患糖尿病是有多種原因的。

第一，他年逾古稀，在那個年代已經是相當高齡，而高齡本身就是糖尿病的獨立患病因素。現代研究發現，隨著年齡增長，人體內對胰島素的敏感度會下降，導致胰島細胞不得不榨出更多的胰島素，從而加重器官自身負擔，最後就可能力竭而無法製造更多的胰島素了。

第二，太陽王還是名副其實的「大胃王」，有嚴重的不良飲食習慣，尤其嗜好甜食。

路易十四傲慢地喊出「朕即天下」，締造了法國波旁王朝最鼎盛的時代，同時也在宮廷中掀起一股「金光四射」的奢華之風，甚至把這股風氣吹遍整個法國大地。真可謂，上梁不正下梁歪。

路易十四時代，一位經常出入宮廷的公爵在晚年寫的回憶錄中，記載了路易十四的飲食習慣，他說：「路易十四每日吃兩餐，晨起後僅飲用茶湯，下午一點開始在其臥室中的餐桌進餐，稱為小餐（實際上是午餐），晚間十點，另進大餐。大小之分並非根據食物的內容，而是周圍參與的人數。」晚上十點還進餐，這種習慣對健康很不利。

據記載，路易十四的午餐不僅內容繁多，分量也相當驚人：「固定會先上四種湯品，吃完以後，第二道菜上桌，不外乎腹內填有香料及餡料的雉雞、松雞、家雞或是烤鴨。吃完之後，接著上第三道菜，有羊肉、火腿、水煮蛋等。之後再上一道主食菜盤，包括生菜、麵點，飯後還有水果及果醬。」不要以為這些東西僅僅是擺設，路易十四的食量極大，往往能把端上桌的東西一掃而空。他死後，遺體被醫師解剖，人們驚奇地發現，他的胃的確明顯大於常人，看來確實是「天賦異稟」，不過這樣大吃大喝，畢竟對代謝功能是嚴峻的挑戰，對身體也有嚴重的隱患。

到了晚上，國王繼續「挑燈夜食」。

而王室晚宴的菜單，也非同尋常，有人抄錄一份，具體如下：「開胃菜四道：皇家野雞肉捲、勃艮第牛肉餡餅、新鮮深海牡蠣、龍蝦肉凍佐奶油。湯四道：馬德里牛肉金箔湯、栗子濃湯佐義大利松露、牛肝菌海鮮濃湯、南瓜湯。主菜四道：扇貝佐牡蠣甜酒、燉野兔肉、碳烤牛肉配胡蘿蔔燻鰻魚、鹽焗野生鮭魚。甜品四道：香草奶油沙拉、王家米飯沙拉、羊肝菌舒芙蕾、冰凍奶酪。最後是水果。」所有菜餚全部上完後，國王還會吃點蜜餞和一顆水煮雞蛋。

總之，國王的餐桌離不開肉類（牛肉、羊肉、鴿子肉、雞肉、鴨肉）、燒烤製品、餡餅、麵包、火腿、香腸、臘腸、美酒、甜品。宴會中也少不了有鮭魚、鱒魚、鱈魚和鰨魚等。路易十四弟弟的妃子記錄過國王的飯量：「我經常看見國王一個人吃掉四盤不同的湯、一整隻野雞、一整隻鷓鴣、一大盤沙拉、一塊羊排配肉汁、兩片火腿、滿滿一盤蛋糕、水果和果醬。」

在很長一段時間裡，路易十四一整天不是吃喝就是睡覺。分量過大；肉類、油脂類和糖分攝取過多；夜間進食，這些都是代謝性疾病（如糖尿病、痛風）的誘發因素，路易十四卻照單全收，焉能不病！

第三，路易十四並不注意個人清潔衛生。這也是當時的社會通病，歐洲人經歷過黑死病的慘重打擊後，誤以為公共浴場容易導致傳染病，由此又進一步將沐浴的重要性降到最低。

傳說，路易十四一生只洗過四次澡，平時都是用大量的香水噴灑身體和衣物，掩飾異味，但即便如此，許多情婦聞到他身上的怪味時，都不得不皺起眉頭，掩鼻側臉。這類記載不免誇張，但也並非空穴來風。

糖尿病病患的皮膚極易感染、損傷而難癒合，路易十四之前患有肛瘻，就顯示局部皮膚有感染的傾向，這也是糖尿病足的預兆，但當時無人重視，當時的醫學知識也無法為國王敲響警鐘。

今天，似乎沒有多少人注意太陽王到底得了什麼病，反倒是對他用金錢堆積的菜單和凡爾賽宮興趣盎然。莫非，人類都有嚮往揮金如土的基因？

安息後的紛擾

與中國古代忌諱損傷遺體不同，法國帝王死後大多會被解剖，之後屍體、內臟分開保存。路易十四去世後也是如此。王室殯儀館猶如廚房，他的胸腔先被剖開，心臟被完整取出；接著，御醫們剖開他的腹腔，摘除所有的臟器；隨後，又把國王的顱骨鋸開，將大腦取出；最後，他們往軀殼裡面塞進各種香料和防腐劑。

取出的心臟用藥水浸泡，還加入了酒精和沒藥等，安葬於巴黎聖母院。其餘內臟則被安葬在安東尼教堂。至於遺體軀殼，則安葬在聖德尼聖殿，和他的祖先在一起。一起被供奉的，還有他的寶劍、盾牌、馬刺、象徵著權威的權杖，和他的「正義之手」（石膏複製模具）。

路易十四就此入土為安嗎？

故事遠遠沒有結束。當年，路易十四吃壞了自己的身體，也吃壞了這個國家。

一七八九年，波旁王朝和平民階層乃至新興資產階級的矛盾進入到白熱化階段。一場風起雲湧的大革命席捲整個法蘭西。冰凍三尺非一日之寒，路易十四的奢侈為後代帶來滅頂之災。

波旁王朝被迅速推翻，路易十六及其王后被無情地送上斷頭臺。國王的屍首被拋之荒野，草草掩埋，直到二十多年後才被重新發掘並安葬。

在革命最瘋狂的那幾年，思想激進的人們自然忘不了沉睡在墓穴中的路易「們」。

一七九三年，他們砸開陵墓，把歷代國王的棺材一一扒出，掀開。最倒楣的是路易十五——路易十四的曾孫。這位五歲時站在曾祖父病榻前聆聽教誨的國王，顯然無法領會先輩的苦衷和肺腑之言，或許他當時實在太小，或許外面的世界誘惑力太大，最終，他把曾祖父的奢靡之風發揚光大。治國無方、揮霍無度的路易十五留給後人極壞的印象。他的棺材被劈開，由於死於天花，屍身腐爛嚴重，整個棺材都盛滿了液體，到處漂浮著紫色腐肉，臭氣熏得所有在場者紛紛作嘔。他們一氣之下，焚屍揚灰。

至於路易十四，由於棺材用鉛水灌製而成，密封程度很高，且屍體被取出最容易腐敗的內臟，又裝填了香料，還浸泡了水銀，保存完整。這種類似木乃伊的保存方式使得路易十四的遺體在入殮七十八年後，看起來就像剛去世不久的樣子。然而，他在暴動的市民心中，早已從無上光榮的神壇上被無情地扯了下來。他們揪出遺體，將其曝屍侮辱，最後扔到一個萬人坑裡，和其他雜亂的屍骨混為一體。

看來，任何時候，恣意奢靡揮霍，透支的都不僅是自己個人的健康。

馬內

大畫家的風流病

一個寧靜的下午，法國巴黎一間寓所之中，兩位大畫家碰面了。一人痛苦地躺在床上，不時呻吟著。另一人憂心忡忡地坐在床邊。來訪者是克勞德・莫內（Claude Monet），時年四十三歲，正值壯年，未來的畫壇印象派領軍人物，而躺著的是年長他八歲的馬內。此刻，馬內剛接受完左下肢的截肢手術。手術在他的寓所中進行，而麻醉藥就是當時比較先進的哥羅芳（chloroform），不過藥效顯然已經過去，病患開始忍受陣陣撕心裂肺的疼痛。

莫內不知道該說什麼來安慰這位老兄，只能默默無語，用關懷的目光注視著眼前臉色蒼白的馬內。

馬內左側的小腿從膝蓋以下被完全截除，可憐啊，日後這位頗有紳士風範的高貴公子，連普通的拐杖都不能用了，他怎樣面對外面的世界？莫內瞅著空空如也的左側褲腳，隨手把帽子放在褲腳上，為他發愁起來。

疼痛的幻覺

「克勞德！你小心一點行不行！」忽然，沉悶的氣氛被馬內大聲的喝斥打破了，他似乎遭遇劇痛來襲。

「怎麼啦？我……我怎麼啦？」莫內丈二金剛摸不著頭緒。

「你還說，走開！明明是你坐在我的傷腿上，我的小腿痛啊！」馬內氣得發抖，用眼睛狠狠地盯著朋友，像一隻受傷的野獸。

莫內更加莫名其妙，自己並沒有碰到對方的身體，相反，兩人還保持著一定的距離。他也知道不適宜過分接觸這種術後的傷患。怎麼對方就一個勁兒地指責呢？

那個下午，兩位畫家朋友不歡而散，莫內期待下次造訪時能見到情況好轉的馬內，「也許他今天心情太壞吧，突然少了一條腿，唉，換作任何人都得難受好長時間，需要更長的時間去適應新的生活。」莫內是這樣想的。

其實，莫內有所不知，馬內被截除的下肢居然還有感覺，這是一種幻覺。

醫學上，這叫幻肢痛（**phantom limb pain, PLP**），是主觀感覺到已被切除的肢體仍然存在，甚至能清晰地感受到肢體還能活動，連溫度都能感受到，並伴有不同程度、不同性質的疼痛，其實沒有任何東西直接刺激他，此乃截肢病患術後最常見的併發症之一。

其臨床疼痛特點主要為跳痛、刺痛、鑽痛、擠壓痛、灼痛或擰痛、電擊痛或者撕裂感，疼痛感多出現在斷肢的遠端。值得注意的是，幻肢痛的發生存在很大的個體差異，有的在術後早期出現，但有的人在術後數月或數年後才出現。

新近研究顯示，截肢後病患的大腦皮質功能重組，很可能是產生幻肢痛的中樞機制之一。導致大腦皮質發生功能重組的具體過程是多方面的，可能存在於周圍和中樞神經系統的不同水平。截肢後初期，病患心理上難以接受已存在的事實，覺得喪失完整的自我，與常人有異，無法擺脫傷殘帶來的心理創傷，總是覺得傷肢猶存。因此，心理上的障礙與幻肢痛也有密切的相關性。幻肢痛病患也可能會出現一些心理症狀，如抑鬱、焦慮、少言、失眠、強迫症、孤獨、自我隔離、自我憐憫、失去信心等，即「截肢症候群」。

除了莫內，很多人都意識到馬內存在那種莫名其妙的幻覺。萊昂（Léon Lemnhoff）就是其中之一，他親眼目睹自己的教父不停抱怨傷腿受到刺激。當時的醫師束手無策，也無法解釋，只能歸咎於哥羅芳的副作用。

馬內家庭富裕，生活安逸，又醉心繪畫，怎麼會遭此惡運呢？

多姿多彩的生活

愛德華・馬內（Édouard Manet, 1832.1.23-1883.4.30），法國巴黎人。「馬內」這一姓氏據說出於拉丁文 Manetetmanebit，意思是：「活著並將活下去」。馬內的成就主要表現在人物畫方面，受到日本浮世繪及西班牙畫風的影響，他第一個把印象主義的光和色彩帶進了人物畫中，尤其是大膽採用鮮明的色彩，開創了印象主義畫風。他的畫既有傳統繪畫堅實的造型，又有印象主義畫派明亮、鮮豔、充滿光感的色彩。他的作品，特別是肖像畫，常常很自然地反映出人物的性格和心理。

因此，他被認為是十九世紀印象主義的奠基人之一，雖然他從未參加過印象派的展覽，但深具革新精神的藝術創作態度，深深影響了莫內、塞尚（Paul Cézanne）、梵谷（Vincent Willem van Gogh）等新興畫家，進而將繪畫帶入現代主義的道路上。馬內捨棄傳統繪畫的中間色調，將繪畫從追求立體空間的傳統束縛中解放出來，朝二維的平面創作邁出革命性的一大步。在繪畫史上，他是一個承前啟後的重要畫家。然而，他的作品一直在非議與讚揚中推動著現代主義風格的形成。

馬內出生在富裕人家，父親是法律界的高級官員，母親出身於外交官世家。他受過良好教育，養成一副紳士派頭，自視清高，熱情奔放，不受拘束，追求獨立自由。他反對保守，同情進步，維護共和主義，具有自發性的革命意識。生活上，馬內更是顯得有點放蕩不羈。

長期以來，馬內的傳記總是流傳著他患有風溼和梅毒的記載，尤其是梅毒，幾乎是深入人心的定論。不過，梅毒會和下肢病變有關嗎？馬內的下肢需要截肢，梅毒會不會是元凶？

馬內的病歷資料留下來的很少，很多情況下，旁人和後人都是靠猜測來判斷的。在他生活的那個年代，患有梅毒的名人比比皆是，比如同時代著名的法國作家莫泊桑，死狀極其淒慘。人們當然也把馬內看成同樣的病患，這並不奇怪。因為，馬內的私生活和風流成性的莫泊桑有幾分相似。

作為「高官子弟」，在十九世紀中葉的法國，馬內自然過著少爺般的生活，而少爺的特質之一就是多情、貪玩、自制力差，尤其是剛過青春期的少爺們。

老馬內為了培養孩子們的音樂才能，特別從荷蘭聘請一位十九歲的鋼琴教師，專門給馬內的弟弟輔導鋼琴。這位女孩叫蘇珊娜・林霍夫（Suzanne Leenhoff），比馬內大兩歲。

兩個情竇初開的年輕人很快就被對方吸引，他們也許還沒體會到什麼是真正的愛情，只體會到欲望和衝動。坊間傳聞，蘇珊娜本來就是老馬內的情婦，聘請她當兒子的鋼琴老師，無非是掩人耳目；也有傳聞稱馬內的弟弟和老師有染！

總之，如此不堪的狀況就發生在馬內一家之中。不久，蘇珊娜懷孕了。沒有任何一個家庭成員感到詫異，也沒有任何人打算趕走她，畢竟，她知道的祕密太多。後來她產下一子，名曰萊昂，但這嬰兒的父親究竟是馬內本人，還是老馬內，抑或馬內的弟弟，從來沒有明確的答案，成為一宗歷史懸案。礙於面子，當事人全部否認，包括馬內，於是蘇珊娜只能讓小孩跟母姓「林霍夫」。不過，從馬內事後的表現可以看出，他心裡覺得男孩是他的，他對這小孩有一種莫名的愛，潛移默化，既不能言表卻又無處不在滲透。首先，他主動當了孩子的教父；其次，孩子從小到大一直是馬內筆下的「模特兒」，很多傑作裡的人物就是萊昂，比如《吹笛子的少年》（The Fifer），從幾歲到十幾歲，馬內的畫作居然成了萊昂的成長記錄，就像「相冊」；最後，馬內臨終前曾對蘇珊娜說，他的遺產可交給蘇珊娜，但前提條件是蘇珊娜必須答應，她百年後會把這筆財富轉給萊昂。

老馬內心中肯定也有鬼，因此只能睜一隻眼閉一隻眼。幾年後，馬內索性和蘇珊娜搬出去同居。到了一八六三年，老馬內終於撒手人寰，於是三十一歲的馬內名正言順地在荷蘭註冊結婚，娶蘇珊娜為妻。

蘇珊娜自然也做過馬內的模特兒，馬內為蘇珊娜創作的第一幅作品是《受驚的仙女》（The surprised Nymph）。據說，它取材於《聖經》中「仙女蘇珊娜與老者」的故事（馬內妻子也叫蘇珊娜），沐浴的仙女被幾個老者偷窺，老色鬼們威脅仙女屈服淫威，否則就汙衊她與他們通奸。畫中，仙女是裸體的，馬內在作畫時，是不是也想起自己道貌岸然的父親？總之，蘇珊娜頻繁出現在馬內的畫中，但從不出現在馬內的社交生活。

從流傳的照片看，蘇珊娜相貌一般，體態稍顯豐腴。或許情人眼裡出西施，又或許馬內的風流快活早就不限於家庭之中了，年老色衰的妻子慢慢就成了擺設。有時候，馬內公開交往其他異性，蘇珊娜也只好裝聾作啞。

馬內的一生中，除了蘇珊娜，還有幾位女性占有很重要的位置，比如維多利安‧莫涵（Victorine Meurent）、伊娃‧岡薩雷斯（Eva Gonzalez）、貝爾特‧莫里索（Berthe Morisot）。她們無一例外都長得氣質非凡，貌美如花。莫涵曾是他的「御用」模特兒，岡薩雷斯是他的入室弟子，莫里索則是他的弟媳。這些女性屢次出現在馬內的畫作中，許多甚至成為經典。據說，她們都曾愛過馬內。總之，馬內與這些女性之間存在不少不清不楚的關係。這位被桃色緋聞糾纏一生的畫家，從不缺乏女人緣。

顛覆保守思維的名作

馬內《草地上的午餐》（The Luncheon on the Grass）是最負盛名、也是最早引起爭議的作品（請參見第四頁彩圖）。

法國每年經由沙龍這樣的機構舉辦畫展，入選的參展作品自然是行家鑑定的結果，也有政府部門在背後操作，但落選的每年也有三、四千幅，不能說裡面全部是粗製濫造的。更耐人尋味的是，落選作品也有機會在「落選沙龍」中展出，《草地上的午餐》即是其一。一八六三年，此作在巴黎引起轟動，但是這幅作品受到統治階層和輿論的猛烈攻擊，不少人站在作品前面紅耳赤，繼而唾罵、嘲笑、詛咒，抨擊很快鋪天蓋地。

畫作背景是一片樹林，作品中表現的是兩位紳士和女人在草地上野餐的場景，畫面中的四個人物組成了相互交錯的三角形，兩個衣冠楚楚的紳士身旁現了兩個裸體女人，在畫面上可以看出一絲不掛的女人在紳士面前並沒有羞恥、羞澀之感，兩個紳士也不感到驚奇。一位裸女直直盯著前方，盯著看畫的人。

男人表面上一本正經地交流，卻被旁邊惡作劇一般的裸體女子完全打破了氣氛。他們的肢體相互交錯，似乎是一段理不出頭緒的關係，而女子以維納斯女神般的狀態呈現，擁有的卻是一副再普通不過的女性身體，似乎有悖於學院派傳統審美。豐腴的身體略帶肉感，光滑的背部、臀部以及半遮掩的胸部，帶來更多肉欲的感受。畫作尺寸巨大，這樣的尺寸傳統是用來表現宗教、歷史題材，或者紀念重大歷史事件！這幅作品對傳統繪畫的畫法進行了大膽革新，打破對傳統觀念的束縛。據說，這幅作品之所以受到統治者和資產階級的攻擊，是因為這樣大膽的畫法有損資產階級自我標榜的「高尚」和「尊嚴」。不過，當時的社會普遍保守，即使是普通百姓，也未必能接受如此前衛的創作。

畫面中，一絲不掛的女人落落大方，在黑色的禮服和濃密的綠色草叢襯托下，裸體女人的皮膚得到突出的表現。在畫家筆下，我們可以看出沒有任何男權主義色彩，讓女性的美以最真實的一面表現出來，告訴人們什麼才是真、善、美。馬內在畫面中表現出女性的身體美，把女性形象引領到新的高度。這是一個讓人覺得非常放鬆愉悅的場面，男女之間沒有身分地位的差別，是一個開放的時代氣息，這些都是對當時法國流行風氣的真實寫照，當然也包括對性、道德等社會風氣的暴露。裸體女性的赤裸呈現，讓當時那些包養情婦的中產階級，乃至統治階層，尤為惴惴不安。畫面中裸女的眼神似乎是代替所有包養情婦的男性的妻子，發出最直接、最忿忿不平的質問：「當你在看我的時候，你羞愧嗎？」

可惜，作品在當時駭人聽聞，太直接、突兀得讓人無法接受，畫家如此的奇特、幽默、肆無忌憚，但也富於勇氣，他自由地表達了自己的思想。

作品中的裸女的原型，正是模特兒維多利安・莫涵。

兩年後，馬內另一幅作品《奧林匹亞》（Olympia）再次引起巨大爭議。「奧林匹亞」是一位妓女的藝名，據說她也是當時執政的拿破崙三世的情婦。在當時法國，大量妓女的存在已經是社會的普遍現象，甚至許多地區的妓女是在官方合法註冊登記並且納稅的。光是巴黎，註冊的妓女就有三千人。

畫面中的裸體奧林匹亞擁有普通的面孔和並不完美的身材，完全打破傳統對女神的審美定義，變得更加世俗。裸女後仰著，躺在大枕頭上，她的手非常顯眼地放在位於構圖中心的女性私密處，在畫面的右邊有個黑皮膚的僕人正捧著一束鮮花走進來，然而妓女對這束鮮花並不感興趣，她用冷漠的眼神直視受眾，告訴人們，用這樣眼光看待她的人以及這種場面，她見多了。奧林匹亞全身沒有配戴很多裝飾品，只在脖子上用黑色絲帶繫著一個蝴蝶結，胳膊上戴著一個金色的鐲子，腳上的高跟拖鞋搖搖欲墜，腳邊還有一隻象徵罪惡的黑貓。

這些配件和襯托更加具有誘惑性，甚至帶有性暗示，她就這樣毫不保留地展示自己，這樣的姿態完全是對披著「高尚」、「尊嚴」外衣的統治階級的挑戰。這樣一個粗俗、市儈而又不知羞恥的妓女徹底地摧毀觀眾的傳統心理。人們就好像突然闖進她私有的房間，她肆意地攫掠觀看者的目光，並且加以玩弄與挑逗，所有人都會感到一種被侵犯感，以至於手足無措。

在畫面中，人們並沒有看出作者對裸體女人身分的嘲諷，而是經由自然的、略帶嘲諷的姿態來表現女性主體的形象，改變傳統女性弱勢的印象。馬內的繪畫促使女性成為藝術文化的中心，擺脫傳統的男權色彩，讓人感受到女性人體美的存在。

不過在當時的男性觀賞者中，他們普遍感受的還是赤裸裸、明目張膽的誘惑，他們不僅僅欣賞女性裸體的優美，更多吸引他們目光的，還是女性裸體帶給他們的性滿足。

毋庸置疑的是，馬內的私生活是放蕩的，作品也是那樣的「離經叛道」，帶有濃郁的情色之調。於是，人們想當然認為他濫交成性，最後身患梅毒。

有一種觀點認為馬內晚年行動時「步態不穩」，存在「共濟失調」（醫學術語，指肌力正常的情況下運動的協調障礙。肢體隨意運動的幅度及協調發生紊亂，以及不能維持軀體姿勢和平衡），這就是神經性梅毒，事實真的如此嗎？

百年的診斷誤區

馬內的確比較好色，這是許多男人的通病，而在十八、十九世紀確實有很多人感染梅毒，甚至死亡。梅毒名人的名單很長，有的證據充分，有的不免帶有猜測成分。梅毒自從十五世紀哥倫布從南美帶回來後，一直到二十世紀上半葉抗生素（主要指青黴素）發明和大規模使用之前，簡直就是災難和惡夢。

有醫學家結合歷史資料，認為馬內得的是神經性梅毒，理由是他風流的生活（據說老馬內也死於梅毒），患有下肢陣發性閃痛，同時步態不穩，出現共濟失調，應該是神經系統受損的表現。

然而，馬內一生留下的醫療資料很少。一八七〇年，普魯士和法國爆發戰爭，馬內應徵入伍，從側面證明當時他的身體沒有大毛病，至少沒有明顯的不適，否則不可能扛起武器保衛國家。到了一八七五年前後，有記載顯示四十出頭的馬內開始出現不適，症狀是下肢疼痛、走路步態不穩、動作不協調，大體就是學者們羅列的那些。目前能看到馬內最早的就診紀錄在一八七九年，從那以後開始，馬內的病歷就明顯增多，顯示他的病情進展很快。

不過，馬內是一個自尊心非常強的人，儘管被迫拄著拐杖行走，他依然對旁人的眼神極度敏感，多疑得令人匪夷所思。有一次他當眾不慎摔倒，有人拿來椅子讓他坐下，純粹一片好心，但他卻毫不領情，還氣呼呼地發洩：「這破椅子和我有什麼關係？我又不是瘸子！我又不是殘廢！」

梅毒從初期的感染發展到神經系統被侵犯，需要漫長的過程，一般是十幾年到二十年左右，如果馬內真的有神經性梅毒，那麼，他應該是二十歲出頭時就感染了，這正是一個男性性欲和體力最旺盛的時期，似乎能部分解釋馬內的發病可能。

我們還是結合梅毒的規律和馬內的情況，仔細分析一下吧。神經性梅毒的危害，首先是「麻痺性痴呆」，病患主要的精神表現為智能障礙、個性改變、性格異常，有人還會出現痴呆、計算力和記憶力下降、認知障礙，又會誇大妄想，無端欣喜。另有部分人表現為抑鬱、煩躁不安和容易激動。嚴重者可能表現為癲癇發作，甚至中風模樣發作，如突然出現半身不遂、失語。此外，病患還會出現視神經萎縮，合併面、唇、舌、手指顫抖，有的甚至失明。隨著病情惡化，痴呆日益明顯，晚期病患的大小便及日常生活都不能自理。未經治療者，從發作到死亡約為數月至四、五年。

反觀馬內，儘管他有時過度敏感，也出現過焦慮情緒，但這是本身性格使然，自幼如此，與神經系統受損無關，其他的麻痺性痴呆如認知障礙和智力下降等，他一個症狀都沒有。

神經性梅毒的第二個表現是脊髓癆（Tabes dorsalis），這也是專家學者最感興趣的話題。脊髓癆是腰骶部神經後根和脊髓後索受損引起的表現。後根受損出現下肢閃電痛、感覺異常或感覺減退，腱反射消失，肌張力降低，甚至尿滯留性尿失禁和陽痿；脊髓後索變性則引起深感覺障礙，導致感覺性共濟失調，看起來就是步態不穩。

這貌似與馬內的情況相似，但仍有值得商榷的地方。

梅毒是由梅毒螺旋體引起的慢性傳染病。在長期的病程中，由於人體抵抗力和反應性會不時發生改變，所以梅毒的症狀也時顯時隱，一般可分為一、二、三期。第一期又稱為「下疳期」，也就是梅毒螺旋體進入人體後，一般經過兩到四週左右，在性器官陰莖、陰唇、陰道口等處發生的炎症反應，這些突出皮膚表面的顆粒叫「硬下疳」，也叫「一期梅毒」；第二期為「斑疹期」，與第一期合稱早期梅毒，兩期的傳染性極強，螺旋體在人體內擴散，皮疹遍布全身，尤其四肢更明顯，典型的症狀為皮膚斑疹；第三期為晚期梅毒，會嚴重損害心臟和大動脈，並侵蝕腦和脊髓，造成神經系梅毒。然而，馬內病史上完全沒有梅毒的皮膚改變，即使到了生命晚期，也沒有梅毒引起的「樹膠腫」（gumma）等皮膚、骨骼改變。

馬內存在下肢痛，但治療上多用熱療、洗浴為主，兼有按摩，這是醫師希爾蒂（Dr. Siredey）訂下的策略。一八八〇年前後，馬內每天堅持洗浴加按摩，療法一天四到五小時不等，長此以往，導致他厭煩不已，以至於給友人的信件中，把這些治療稱作「體罰」。不過，當時的梅毒主要療法是使用水銀、黃金等重金屬，也有使用小白鼠提取液，甚至給梅毒病患注射含瘧疾的液體，使體內因瘧疾感染而發高燒，以毒攻毒，等病患病情好轉後再用金雞納霜（奎寧）治瘧疾。但馬內完全沒有這方面的病歷，可見當時的醫師並不認為他得的是梅毒，也沒有人確切下過這樣的診斷。從熱水沐浴和按摩來看，當時的醫師可能著眼於「風溼」或關節疼痛方面的問題。

第三，馬內原本喜歡使用水彩畫進行創作，但水彩需要專用刷子，晚年的馬內據說手部不聽使喚，操作不靈活，遂漸漸放棄水彩，專注於油畫創作。神經性梅毒、脊髓癆，一般影響下肢為主，但馬內後期的病情發展到上肢，手部開始痛，而且不靈活，甚至一度影響他的創作，這又是神經性梅毒難以解釋的。

第四，脊髓癆能引起下肢痛，但那是閃痛為主，帶有短暫性。但是馬內的下肢痛是劇烈的，而且難以緩解。熱水沐浴等療法似乎不能奏效，馬內遷怒於希爾蒂等醫師，遂轉投著名的波坦教授（Pierre Potain），教授建議使用較大劑量的麥角鹼，此藥能止痛。可見，馬內的腳痛非常嚴重，這才是最困擾他的地方，極有可能他的下肢痛導致無法正常走路，以至於跌倒。或者他不得不長期臥床和安坐，避免腳部受刺激，但這又導致下肢肌肉廢用性萎縮，愈不想走最後愈不能走了。當時人們還不知道麥角鹼能收縮血管，副作用是導致肢體進一步缺血，缺血又加重疼痛，如此便惡性循環，未必是神經損傷導致的步態不穩、行動不協調。

到了一八八三年初，馬內左下肢的病變已經非常嚴重，不僅僅是疼痛，皮膚的外表還出現不祥的狀況。三月十三日，他的母親憂心忡忡地寫信給侄子說：「（馬內）的左下肢皮膚腫脹，局部溫度升高，遠處還開始出現水泡……。」四月六日，醫師們一起到馬內住處診治，發現他的情況已經非常糟糕：局部皮膚發黑，就像炭化一樣，遠端的腳趾甲一碰就脫落，更可怕的是，馬內全身都有症狀，他渾身時而發熱，時而寒顫難忍。一種不祥湧上人們心頭。當時，「細菌」這一名稱還未廣泛使用，但人們已經意識到「有毒微生物」的存在，這些東西會通過傷口感染全身，導致死亡。而馬內的那條腿無疑就是壞疽！以當時的知識，醫師都明白這樣的肢體不僅無用，而且是死亡之源！五天後，眾醫師統一意見：根治切除已是刻不容緩！經過反覆磋商，馬內終於同意手術。四月二十日，多名醫師和僕人在馬內的寓所內進行左小腿截肢術。手術操作本身沒有大問題，那麼，梅毒本身會引起壞疽嗎？不多見。

壞疽最常見於動脈閉塞導致遠端肢體的組織無法得到血液和氧的供應，最終壞死。而動脈閉塞和靜脈閉塞不同，前者更容易出現壞死，且疼痛非常明顯。

可見，馬內極可能患有血管性病變，比如，動脈閉塞或者動脈炎，且四肢都有不同程度的影響。至於是哪一類的動脈炎，目前限於他本人的醫療紀錄甚缺，還無法繼續細分。

時代局限，功虧一簣

馬內術後的情況暫時穩定，正當人們慶幸之際，他的病情卻突然惡化。四月三十日，一代巨匠停止了呼吸，享年五十一歲。

顯然，他是因截肢感染而死，這在當時極其常見。不管是壞疽還是巨大的手術切口，都是各種有害細菌的樂園，它們在此以幾何級數的速度繁衍並全身擴散，在沒有抗生素的年代，病患很容易患敗血症或菌血症而死。馬內接受手術無疑是為了一線生機而下了人生最驚險的賭注，可惜，他賭輸了。不能怪醫師，因為當時的科學認知水準和醫療技術發展，還遠遠未能滿足社會和人類的需要。

那麼，既然沒有抗生素對抗細菌，是否可以在術前做好預防，盡量減少細菌感染的機會呢？方法是有的，儘管不完善，可惜當時醫療界並未重視，那就是「無菌操作」、「無菌手術」、「無菌環境」。

十九世紀，當外科醫師、產科醫師由於得到麻醉藥物的大力支持，終於突破許多治療禁區，為愈來愈多病患提供生命保障的同時，也遇到自身發展的瓶頸。當時，手術患者和產婦的死亡率居高不下！

一八四七年，匈牙利產科醫師賽繆維斯（Ignaz Phillipp Semmelweis）親眼目睹多名產婦在「產褥熱」（產後細菌感染導致的疾病，當時還沒有「細菌」的明確定義）的折磨下失去生命，而醫院中接觸屍體的接生者再去接觸產婦，產婦的死亡率更高。他意識到或許是某種「毒物」通過傷口進入人體，造成這一幕幕悲劇。為此，他提議以漂白粉清洗雙手後，再去為產婦檢查、接生的方法。這一招使產婦的「周產期死亡率」（perinatal mortality rate）明顯下降，大幅度提高產婦存活率，為無數的母親和孩子們帶來生命的福音。正是從那一刻起，「無菌術」第一次走進了醫學史。賽繆維斯的推測沒有錯，他聲稱產褥熱是由婦產科醫師們的手傳染給病患，然而他沒有令人信服的證據（比如在死者身上培養出某種細菌），因此招致猛烈抨擊，被醫院解雇，受到醫界的排斥，最終含冤而死。

幸好，醫學發展路上雖然布滿荊棘，但從來都不是勇者孤軍作戰。英格蘭醫師李斯特（Joseph Lister）接過了賽繆維斯的火炬。

受巴斯德（Louis Pasteur）發明「巴氏滅菌法」（pasteurization）消毒物件的啟發，李斯特也推斷開放創口的化膿性感染，很可能禍起於微生物，其觸覺還伸展到其他非醫學領域。他注意到工程師應用石炭酸（即苯酚）消除汙水溝、化糞池冒出的惡臭。於是，李斯特嘗試用石炭酸浸泡的溼敷料，纏繞在病患的創口上，以消除感染導致的惡臭，他還拿石炭酸給手術醫師洗手。十九世紀七〇年代的普法戰爭，由於推廣這一方法，很多負傷士兵得以活命。

不久，德國微生物學家柯霍（Robert Koch）用實驗反覆證明空氣中確實存在微生物。後來，又有人證明病患的皮膚、外科醫師的手和手術器械上都有細菌的存在。於是，患處皮膚清潔消毒得到重視，而手術器械的清潔則開始借鑑巴氏滅菌法，用熱蒸氣法滅菌。

一八七七年，李斯特採用上述滅菌和無菌技術，全力開展腰大肌膿腫引流術，及各種感染關節引流術，病患術後存活率明顯提高，史無前例，全球外科學界為之折服。

早年應用石炭酸對病患和醫師、護士的皮膚太刺激，長期應用可能造成損害。李斯特就改用其他化學製劑，用碘酒和酒精消毒手術區皮膚，還主張手術醫師用流動水洗手。這種洗手法沿用至今，成為世界各地醫院病房，特別是手術室、加護病房共同遵守的規矩。對手術器械，他建議採用煮沸、蒸氣或者其他化學製劑和消毒液。為無菌手術和無菌環境創造了條件，大大促進外科和產科的發展。

可惜，這些外科方面的新發展，並沒有第一時間嘉惠住在法國巴黎的馬內。或者是醫師的消毒沒做好，或者是馬內身體抵抗力太弱，總之，他沒躲過一劫。從現代醫學的角度看，家庭環境絕對不適合手術治療，因為裡面完全是細菌的天堂，雖然普通人感覺不到也未必受害，但外科病人則需要謹慎對待。今天，除了醫療器械和病患皮膚需要消毒外，就連專門的手術室都需要滅菌、殺菌（清潔劑加紫外線照射）呢！

也許正是病痛的煎熬，才讓馬內的創作進入另一個境界。他在去世前唯一的安慰，就是法國政府終於認可他的繪畫貢獻，頒發他榮譽獎勵。而馬內生前最後畫的一幅肖像，就是原配蘇珊娜·林霍夫——萊昂的母親。這對母子直到馬內生命的最後一刻，依然守護在他身邊。

達爾文

進化論大師的疑難雜症

一八三四年十一月，二十五歲的年輕英國學者查爾斯・羅伯・達爾文（Charles Robert Darwin, 1809.2.12-1882.4.19），正隨同「小獵犬號」（HMS Beagle）帆船在南美洲進行自然科學考察。

船上的達爾文心急如焚，熱切盼望著見到一片陸地。然而，映人眼簾的第一個小島就讓他深深失望了。「沒有什麼比它給我的第一印象更糟糕了。」達爾文在日記中寫道。

登上《進化論》啟蒙之島

這座島嶼表面崎嶇不平，布滿黑色的熔岩，群山高低起伏，峽谷深不可測。幾株矮小、光禿禿的灌木是島上唯一的生命跡象。這樣一個悶熱、荒涼的島嶼與地獄並無二致。達爾文寫道：「正午火辣辣的陽光烘烤著乾枯燥熱的地表，空氣悶熱難當，如在火爐中。我們甚至覺得連灌木也散發著難聞的氣味。」這就是加拉帕戈斯群島（Galápagos Islands，即科隆群島）留給達爾文的第一印象。

誰也沒有想到，正是在此地，達爾文的進化論思想得以茁壯發展。

達爾文自幼多病，經常刻意地鍛練身體、增強體魄，他酷愛大自然，且自信身體素質和探索熱忱必將使得這次為期五年的自然考察與探險獲益匪淺。

然而，他還是病倒了。之前在阿根廷，已經病倒過一次。更可怕的是，這一路走來，船員們遠離家鄉，補給有時難以為繼，加上當地氣候又是那樣詭異多變，許多人先後病倒，甚至有人為此失去生命。達爾文也是凡夫俗子，當然害怕這樣的悲劇在自己身上發生。

幸運的是，由於達爾文家族在英國倫敦一帶聲名鵲起，更由於他與艦長良好的私人關係，「小獵犬號」並沒有把達爾文拋棄到小島上讓其自生自滅，而是耐心等候達爾文的康復進程，甚至為此一再推延考察船的行動時間。

達爾文並不是患有普通的暈船症這麼簡單，他時而胸痛、心悸，時而發熱，最痛苦的是嘔吐不已，其中伴隨腹瀉、視力模糊，頭痛還經常把他襲擊得徹夜難眠，更奇怪的是，身上還長了一些奇怪的皮疹。船隊醫師認為這是溼疹，但又不太典型，因為上面幾乎爬滿粗糙的皮屑。即使從船上搬到島上，達爾文小心翼翼地靜止在床鋪上休息，動彈不得，仍然覺得噁心難忍，稍一進食就嘔吐得胃抽筋。當時，醫師和其他船員都對此束手無策，只好聽天由命。

一個多月後，幸運之神還是眷顧了他。但是，他不知道在往後近五十年的餘生中，依舊不時遭受這樣的煎熬。

達爾文一生多病，有些症狀在他讀愛丁堡大學和劍橋大學時就隱隱約約出現了。在愛丁堡，人們知道他有「虛弱的胃」，而且精神狀態有點異常，本來讀的是醫學，準備子承父業，但他卻無法觀看手術，因為害怕血色，覺得骯髒；在劍橋，他的嘴唇和手常有溼疹。參加伯明罕的音樂節獨奏中，出現極度的疲勞，在自傳裡聲稱這是「最可怕的打擊」。在他乘坐「小獵犬號」準備出發前，還經歷了一次心跳加速的「心臟疼痛」。

航行之後回到英國，達爾文的病情有所好轉。可是，那些奇怪的症狀仍時有發作，一病就是一星期、幾個月，有時甚至無法下床。此外，他還抱怨手指麻木（可能是周圍神經病變），容易合併顫抖、出汗、頭暈。他的心理症狀也明顯，晚上醒來時有強烈的、非理性的恐懼，和其他諸如歇斯底里般的哭泣。某些時候，他又陷入昏睡或抑鬱，有時只能躺在沙發上無所事事。為此，他經常向人抱怨自己成了無用的病夫。

與疾病和疲勞的漫長鬥爭

一八四八年，達爾文的父親羅伯・達爾文（Robert Darwin）去世，這位飽受疾病折磨多年的老人，在最後時刻仍沒有在病榻前等到次子查爾斯・達爾文，因為此刻，查爾斯也重病在床！

一八六〇年，達爾文的《進化論》（*Theory of Evolution*）在英國一石激起千層浪，著名的牛津大辯論掀開了帷幕，可是，作為論戰的主角之一，達爾文居然因為身體原因而爽約，在歷史上留下本不該有的遺憾。

一八六三年，他給朋友的信中這樣說：「我糟糕透了。一天嘔吐十一次，每餐必嘔。」這樣的不適居然持續了幾個禮拜。

五十七歲時，他在日記中寫道：「極端的痙攣和夜間脹氣。嘔吐在上個月兩次延長了期間，嘔吐前還出現寒顫、歇斯底里的哭泣、瀕死感或半昏迷……。所有的疲勞，影響日常很大，特別是閱讀……。當E離開我時，會緊張不安。」E是指他的妻子艾瑪（Emma）。

他的兒子弗朗西斯（Francis Darwin）寫道：「近四十年來，他從不知道普通人健康的一天生活是怎樣過的，他的一生是個漫長的鬥爭過程，與疲勞和疾病鬥爭。」

由於長期的疾病纏身，達爾文的生活和工作受到嚴重影響，以至於有時不得不停止工作和寫作達數禮拜甚至數月之久。儘管如此，這位科學巨匠依然頑強地和各種身體不適乃至精神沮喪進行不屈的抗爭，而且著作等身，嘔心瀝血為後世創造大量的精神財富。

有關達爾文的疾病之謎，一直是世界歷史愛好者的焦點。早期，人們關注於一些傳染病，比如猩紅熱（scarlet fever）、傷寒等，但這些疾病無法解釋他頻繁嘔吐的原因，也無法解釋這些急性疾病如何可以困擾科學家數十年。事實上，猩紅熱和傷寒如果短期內無法治癒，病患早就死亡了，而且，這些傳染病在體內消失後，它們引起的後遺症也與達爾文後半生那些症狀似乎沒有密切關係。

雖然達爾文祖父伊拉斯穆・達爾文（Erasmus Darwin）是一位傑出的醫學先驅兼詩人，其父親羅伯・達爾文也是倫敦的名醫，但小達爾文不像現代人從小接受免疫接種，以預防各種傳染病，因此，他小時候得到猩紅熱這樣的傳染病可能性極高，但這無法指向那些綿延一生的症狀。他服用各式各樣的藥物，試圖找到治療的主要方法。某幾個「毒物」療法貫穿他的一生，包括砷、鉍、亞硝酸異戊酯、嗎啡、奎寧、水銀等，都曾進入他的身體。這些毒物是否加重他的病情呢？目前還沒有統一的答案。

綜合達爾文的各種日記和書信，人們歸納出他的主要症狀如下：反覆噁心、嘔吐、上腹痛（胃痛）、頭痛、腹脹、皮疹（有時呈皰疹樣）、口腔潰瘍、注意力難以集中、全身乏力、疲倦、關節痛、壓抑、情緒低落、心悸、失眠、渾身顫抖。還有很多其他莫名其妙的症狀，持續時間很長。

眾說紛紜的病因推測

自從達爾文去世後，有很多人試圖解釋他的病因，各種說法多達二十餘種，也涉及一些精神情緒方面出現障礙的猜測，無法一一敘述。

不過有兩種說法很有意思。

第一種是「查加斯病」（Chagas disease），又稱為「美洲錐蟲症」（American trypanosomiasis），是一種熱帶疾病寄生蟲疾病，致病原是美洲錐蟲（Trypanosoma cruzi），通常借由俗稱為親吻蟲的錐鼻蟲傳播。感染的症狀隨著疾病的進程而改變。在感染初期，病患會出現發燒、淋巴結腫大、頭痛或是被叮咬位置的局部腫大。美洲錐蟲是肉眼無法觀察到的細小寄生蟲，它進入人體後，潛伏在消化系統和心臟的肌肉層中，長期潛伏，不時製造麻煩，破壞肌肉，病患的腸道系統由此破壞，而心臟肌肉會變薄而導致心室擴張，到了晚期，許多病患死於心臟衰竭。

達爾文在一八三五年三月二十五日的航海日誌中記錄，在他們朝著安第斯山脈東部靠近門多薩（Mendoza，阿根廷城市）的地方航行時，自己被錐獵椿咬了一口。彭巴草原（Pampas Grassland）上這種又名叫 Benchuca 的黑蟲子咬得達爾文心裡一陣恐慌。他說：「這種一英尺長的軟蟲子爬在身上的感覺真是令人作嘔！吸血之前牠還很瘦小，吸完血後馬上變得又圓又胖，很容易就被壓扁了。」

錐獵椿的確有可能攜帶美洲錐蟲，然而，從受感染到最後去世，達爾文還有四十七年的人生，這也太漫長了！如果這些寄生蟲真的能在他體內興風作浪，四十七年實在是個天文數字，果真如此，那就太小看這些寄生蟲的侵略性了。再說，達爾文去世前出現全身衰弱和心臟衰竭的表現，這是老人通常都有的問題，如何能以寄生蟲來解釋這一切呢？況且，不是每一條椿蟲都一定攜帶寄生蟲，畢竟涉及機率。

近年來，有學者指出，達爾文患有「乳糖不耐症」（lactose intolerance）。他們引經據典地說，哺乳動物的乳汁中都含有乳糖，嬰兒喝了母乳以後，乳糖在小腸中被乳糖酶分解成葡萄糖和半乳糖，然後才被吸收。斷奶以後，人體就漸漸喪失乳糖酶，這時候如果再吃含有乳糖的食品，大約兩、三個小時後就可能出現過敏症狀。人體失去乳糖酶的程度和速度與地域和人群有關。這種病可能出現腹部不適，如腹脹、腹瀉等，也能出現皮疹，似乎能部分地解釋達爾文的症狀。

乳糖酶的缺失通常有三種機制：一是先天的喪失（此種很罕見）；另一種是斷奶後喪失（很常見）；第三種是由腸道感染或激素紊亂造成的可逆性喪失。研究者稱：「達爾文很可能正是屬於少數先天喪失乳糖酶的歐洲人。」

他們研究認為，達爾文通常是飯後兩個小時開始發病，時間與乳糖不耐症相符（乳糖跟隨食物到達大腸的時間恰好為兩小時）；達爾文的日常飲食中都含有牛奶、奶油等富含乳糖的食品（在達爾文妻子艾瑪的記錄中，他尤其喜歡吃甜食和高熱量食品），而他病情好轉的時期，則恰好是沒有吃這些食品的時候；達爾文的親屬中有幾人有類似的病情，與該疾病具有遺傳特性相符；曾有醫師予以「水化治療」，即讓達爾文大量喝水，據說症狀也能減輕，這是因為液體大量進入腸道，稀釋了牛奶等刺激腸道之物。

乳糖不耐症患者主要症狀是反覆腹瀉，但達爾文恰恰並非如此，他主要的消化系統困擾是反覆嘔吐。且乳糖不耐症無法解釋達爾文壓抑、焦慮等精神症狀、嚴重的頭痛、震顫和水泡狀的皮疹。況且，這種疾病在亞洲人比較易見，但在西歐的白人中，發生率很低。

新的猜想：糙皮病？

達爾文最明顯的症狀是嘔吐（消化系統症狀）、皮疹和神經症狀，這些經常同時出現，斷斷續續，讓我想起一種奇怪的疾病——糙皮病（**Pellagra**）。

糙皮病又稱癩皮病，是一種維生素缺乏性疾病，主要誘因是缺乏維生素B_3（即菸鹼酸，**niacin**）和蛋白質，特別是含必需胺基酸——色胺酸（**tryptophan**）的蛋白質。色胺酸能被轉化為菸鹼酸，過程中需要維生素B_1、B_2和B_6的參與。因此，色胺酸含量豐富但不含菸鹼酸的食物，比如牛奶也能有效預防糙皮病。糙皮病病患通常是貧窮、酗酒的無家可歸者、難民、饑民，或是拒絕進食的精神病患者，和嚴重消化系統疾病的病患（進食困難，無法攝取營養）。

菸鹼酸是細胞賴以生長代謝和有效工作的重要物質，它的缺失必將導致嚴重的生理功能障礙。

糙皮病的主要症狀包括：皮炎、脫髮、水腫、皮膚損害、失眠、虛弱、意識障礙、腹瀉、感覺異常（痛感、避光、幻嗅導致噁心、嘔吐、突發運動後眩暈）、運動障礙、多動、易怒，甚至情感障礙。

從傳世的照片看，達爾文很年輕時就已經開始禿頂，雖然很可能歸咎於雄性激素性脫髮或脂溢性脫髮，不過，糙皮病也不應被排除。從達爾文的症狀來看，與糙皮病有相當多契合點。

糙皮病在歷史上曾經被認為好發於南美的印第安人，這是因為以玉米為主食的人，或者是生存條件惡劣的人，其飲食中缺乏菸鹼酸和色胺酸。達爾文生於富有階層，畢生也不需要為錢財奔波，過著安逸的生活，生活條件很寬裕，也沒有怪癖，飲食是充足的，缺乏某種元素的機會不高，身邊的人也沒有如此得病。如果是在五年的探索之旅上染病，也無法解釋他為何回歸英國多年後仍持續不緩解。難道診斷有誤？

其實，糙皮病可分為原發性和續發性兩種，原發性糙皮病主要是色胺酸、菸鹼酸攝入減少，這比較好理解，但在現代人的生活中很少發生。

續發性糙皮病主要是由於同時患有慢性腹瀉、神經性厭食、慢性酒精中毒、嚴重的潰瘍性結腸炎、肝硬化、類癌（即神經內分泌腫瘤）、色胺酸代謝異常綜合症（Hartnup syndrome，俗稱 Hartnup 病）、消化道結核等疾病，或正在使用一些西藥導致。概而言之，病患存在某種功能障礙，導致無法吸收和保存相關的營養素。

達爾文有可能正是患有色胺酸代謝異常綜合症，才出現上述那一系列的症狀。而他的反覆嘔吐又導致營養吸收障礙加劇，如此惡性循環，自然導致疾病遷延不癒。

所謂 Hartnup 病，是一種遺傳性胺基酸代謝病，又稱遺傳性菸鹼酸缺乏症。該病是由於腸黏膜和腎小管上皮細胞轉運中性胺基酸障礙導致的。Hartnup 病的臨床表現變異很大，即使在同一家族中，患者病程長短、起病快慢、嚴重程度都有很大差別。除了噁心等消化系統障礙外，它的皮膚損害表現為紅色帶鱗屑的皮疹及色素沉著，有時有水泡，多見於體表暴露部位如頭面部、頸部、手、足等皮膚，陽光曝晒後加重；它的神經系統損害主要表現為行走動作不協調和震顫，多間歇性發作，還可伴有劇烈頭痛，間歇性肌痛和暈厥發作，有些病患可發展為精神障礙等。

這些特徵與達爾文的病症基本吻合。

Hartnup 病發現於一九五六年，當時，有醫師注意到一個姓 Hartnup 的家族患有這樣的怪病，因此撰文報導，後來便廣為醫學界所知。值得注意的是，Hartnup 病常呈染色體隱性遺傳，病患的症狀在患病的家庭之間和同胞之間有很大差異。因此，專家推測 Hartnup 病雖主要歸咎於一個 Hartnup 基因的突變，但多種因素可調節其表達及功能，導致有些病患發病，而有些人雖然攜帶這樣的不良基因，卻沒有發病，儼然是健康人。

近親婚配種下的病因

既然達爾文很可能就是繼發性糙皮病患者。那麼，他為什麼會得病呢？難道他的遺傳基因出了問題？

其實，這種先天不足極有可能和他的家族有關。眾所周知，近親婚配繁衍的後代，其身體素質經常不佳，容易流產、夭折或疾病纏身，當然，病輕、病重各有差異。

先來看一則傷心的報導：中國廣州動物園裡養著數隻華南虎，這個亞種的老虎現已確信在野外滅絕了。全世界只有在動物園或人工養殖場內，人們才能一睹華南虎的風采。廣州動物園的華南虎數量一直不多，繁殖也很不容易。為什麼？原來，這幾隻華南虎都是二十世紀五〇年代從野外捕捉到的六隻華南虎的後代。六十多年過去了，由於人類的過度獵殺和缺乏環保意識，野生華南虎已不復存在，為了使他們的後代繁衍生息，動物園的技術人員只能在這些有著相同祖先的華南虎中不斷配種，但是，這種無奈的近親繁殖使得基因的多樣性無法實現，也就意味著後代的高夭折率和低出生率，即使成年也身體羸弱，根本不存在健康的體魄，更不可能回歸野外生存，只是徒有老虎的外衣而已。

長期以來一直有傳聞，聲稱達爾文就是「近親繁殖」的產物。事實果真如此嗎？

十八世紀到十九世紀，英國倫敦活躍著兩大著名家族——達爾文（Darwin）家族和威治伍德（Wedgwood）家族。他們的確互相通婚，或許英國人也有「門當戶對」的婚姻傳統吧。

威治伍德家族最顯赫的發跡者是約書亞・威治伍德（Josiah Wedgwood），他是達爾文的外祖父，著名陶藝大師，也開設工廠專門生產精美陶瓷，連英國王室都是他的忠心顧客。

約書亞・威治伍德與堂妹莎拉・威治伍德（Sarah Wedgwood）結婚，女兒蘇珊娜・威治伍德（Susannah Wedgwood）正是達爾文的母親，這位可憐的女人在達爾文八歲時就染病去世，死因不詳。

而蘇珊娜的弟弟，約書亞・威治伍德二世（Josiah Wedgwood II），即艾瑪的父親，本文主角查爾斯・羅伯・達爾文的岳父兼舅舅。艾瑪實際上就是達爾文的親表姐，比他大九個月。遺傳不良的問題主要出現在達爾文的母系這一邊。他的父母倒不是有明顯的血緣關係。

我們找到一些令人感到惋惜的資料：

湯瑪斯・威治伍德（Thomas Wedgwood），沒有後代，患有嚴重腹痛和頭痛，常年使用止痛藥物，終因服用止痛藥鴉片過量而死，享年三十四歲。

莎拉・威治伍德（和她的母親同名，達爾文的阿姨），沒有後代。

瑪麗・安妮・威治伍德（Mary Anne Wedgwood），沒有後代。此人身材矮小，生理上和精神上都有明顯疾病。去世時已出現漸進性痴呆。

上述三人都是達爾文的舅舅和姨媽。

至於達爾文的母親，也是處在明顯的不健康狀態，不僅懷孕困難，還屢遭妊娠嘔吐的侵擾，一直抱怨自己衰老過快。生下達爾文的妹妹不久，就撒手人寰。

由此可見，達爾文母系這邊出現眾多莫名其妙的病患，而浸染他們家族基因的達爾文家族，又如何呢？首先，達爾文自己肯定是一個終身病患者，且怪病重重。

達爾文的哥哥伊拉斯穆（Erasmus Alvey Darwin）雖然活了七十七歲，比達爾文還多活幾年，但自年輕時代開始就是一個病懨懨的宅男。畢業於愛丁堡大學醫學專業的伊拉斯穆，長期患有腹痛，不時陷入昏睡，經常疲倦乏力，因此，他不僅從未行醫，畢生也無法走進社會、踏入職場。兄弟倆能活到老年，算是幸運了。

近親繁殖的危害由此可見一斑。達爾文本人深受其害，他的子女也可能受到影響。達爾文娶的妻子是親表姐！他們十個子女有三人夭折，有的十歲時病逝，有的兩歲時去世，更有的只活三週。據說，有的是患了猩紅熱或肺結核等傳染性疾病。他們的夭折不能說直接和遺傳有關，但近親遺傳的不良基因至少增加他們易感染的機會，有可能使體質更脆弱。

人類的細胞染色體是遺傳物質的載體，上面是一段段的基因，就是編成我們身體特徵的密碼。人類的核基因組一半來自父親，一半來自母親，在各自相同部位出現的基因，稱為「等位基因」。比起無血緣者，近親擁有更多相同的等位基因。不可否認的是，人類存在很多不良的基因（有的是突變而來），但不等於發病率就很高，因為那些致病基因單獨存在時，不一定被激活，還處在隱性狀態，大多數永遠保持沉默。

但是近親的人由於攜帶相同的祖先遺傳信息，後代體內隱性的有害等位基因對應存在，兩兩相加，隱性遂變成顯性，粉墨登場，在配對時被啟動、激活，形成危害，有可能造成嚴重的生理缺陷。這就是為什麼近親繁殖的成功率偏低，後代容易患病、身體孱弱的原因。

目前，研究者已經發現：近親結婚使隱性遺傳病發病的機會增高，如白化症、先天性聾啞、小腦畸形、苯丙酮尿症、半乳糖血症等；還可以使多基因遺傳病發病率增高，常見的有腦積水、脊柱裂、無腦兒、精神分裂症、先天性心臟病、癲癇等。

還有一種情況就是，妻子根本無法正常懷孕。中國古代皇室也有很多類似的婚姻悲劇，如漢武帝娶姑媽的女兒陳阿嬌為皇后（「金屋藏嬌」的故事原型），這位皇后沒有生育，後來被廢。清朝光緒皇帝的生母為慈禧太后的妹妹，光緒的皇后葉赫那拉氏是慈禧太后弟弟（桂祥）的女兒，兩人為表姐弟，而且同樣沒有後代。

當然，患病並非絕對。不幸中的萬幸總是有的，畢竟是概率高低的問題。所以說，近親的後代必然患病也不一定是對的。

除了生理健康有著明顯不足外，達爾文的心理疾病也很明顯，那些高度抑鬱和焦躁不安，還有一些難以解釋的顫抖，往往又和環境刺激有關。過度興奮，甚至欣喜若狂都容易誘發這些症狀，甚至，達爾文還存在驚恐障礙。接受泡澡和冷水洗臉的療法後獲得暫時緩解，但無法根治。

達爾文的心理或情緒障礙很可能與母親早逝、父親嚴厲、幼年寄宿學校的校長極度嚴苛、愛女夭折、基督教和進化論科學的糾纏有關。

鮮為人知的是，達爾文的父親羅伯本來渴望兩個兒子都從醫，可是小達爾文的心理素質和興趣愛好顯然無法讓父親如願，父親一度非常生氣、失望，也讓青年達爾文心存愧疚。達爾文喪母後，就讀於離家不遠的寄宿學校，可是經常有家不能回，因為校長制定苛刻的規章制度，而且「專擅」體罰學生，讓達爾文吃了很多苦頭，留下心理陰影。

安妮・達爾文（Annie Darwin）是達爾文的掌上明珠，她異常乖巧，從小就非常懂事，每當達爾文出門時，她就主動地給爸爸攤平衣服上的褶皺，還親吻爸爸。可惜，她十歲時患病去世，這是達爾文一生中最大的痛，也間接加劇他對基督教的懷疑。

以上一系列的悲劇，對一個人的心理打擊是極其慘重的，達爾文由此患上各種心理性或情緒性疾病，並不奇怪。

疾病，成就一代大科學家

當年，在「小獵犬號」航行考察中，達爾文到達過阿根廷附近的福克蘭群島。他回憶，島上發現過一種奇怪的狐狸，與英國常見的狐狸不同，這些狐狸不僅體格較大，而且缺乏警戒心和狡猾性，對新事物有一種無法理喻的遲鈍。島上的居民常常一手拿著肉塊引誘牠們過來，一手輕而易舉地把牠們抓住或捅死。達爾文百思不得其解。悲哀的是，十九世紀的人類遠遠沒有環保概念！在達爾文離開南美後半個世紀，這種狐狸就慘遭滅絕了。

按照達爾文的進化論，物競天擇，適者生存，這些不具備「狡詐基因」的狐狸在人類介入的新環境中，註定要走向毀滅，除非人類跨時代地把環保思想裝進腦中。只有那些具備「奸詐基因」的動物，以及那些生活在英倫三島上「正常」的狡詐狐類親戚，才能在人類的世界中繼續繁衍生息。

從醫學的角度說，那些攜帶不良基因的人群，如果只生活在自然界，也是會被慢慢淘汰的，因為他們自身或者後代將無法健康生活。大自然會毫不留情地讓那些不良基因消失，讓那些良好基因代代相傳，方法是殘酷的——病患只有透過自身的死亡，才會慢慢杜絕那些不良基因，防止繼續下傳。醫師們要做的事情，恰恰是要用醫療手段維護他們的健康，盡量糾正他們的先天不足，甚至最好是發現並剔除那些不良基因。可見，醫學既尊重大自然的規律，也不斷地掌握規律，最後，還是要和大自然的規律一較高下！畢竟，我們人類是萬物之靈，不是動物。

一八五九年十一月，達爾文的巨著《物種起源》（*On the Origin of Species*）問世，科學界隨即震盪不已。甚至在普羅大眾裡，這本書的關注度遠遠超過同一時期暢銷小說家查爾斯・狄更斯（Charles J. H. Dickens）發表的《雙城記》（*A Tale of Two Cities*）。

然而，對達爾文的爭議乃至非議、指責鋪天蓋地，有人甚至汙衊他褻瀆上帝，大科學家的餘生注定不平靜。

一八八二年四月，達爾文去世，享年七十二歲。他生前的最後一句話是：「我並不是最後一個害怕死亡的人。」醫師簽署死亡證明時，把「心絞痛暈厥」作為死亡原因。

達爾文遺願是安葬在家鄉的哥哥和愛女墳墓旁邊，永遠相伴。不過，英國人還是選擇為他舉行國葬，埋到英國的先賢祠——西敏寺（Westminster Abbey）裡，把這位「自牛頓以來最偉大的英國人」與牛頓等人葬在一起，極盡哀榮，供後人憑弔。可見，到了十九世紀晚期，達爾文的認可度已經超越宗教的制約。

科學家的遺言讓我們相信，世界上並沒有什麼超人，所有人不過都是活在平凡的世界中，用平凡的肉體享受自然界給予的一切。

達爾文一生著述甚豐，研究成果具有劃時代意義。據說，他的各種疑難雜症導致他不得不避免社交，從而能專心致志地研究自然科學，還培養淡泊寡欲的思想，真正排除外界的干擾和誘惑，把學問做到家。

這真是歷史的萬幸。

愛迪生

發明天王在臺上昏倒了

一九二九年十月二十一日，美國密西根州。

底特律郊區的綠茵山莊（Greenfield Village）熱鬧非凡。

這是一次不尋常的慶典聚會，主題是慶祝電燈正式發明五十週年。慶祝會的主角無疑是著名的發明家、企業家、現代電燈之父——托馬斯・阿爾瓦・愛迪生（Thomas Alva Edison, 1847.2.11-1931.10.18），當時他已年屆八十二歲高齡。活動由汽車大王亨利・福特（Henry Ford）發起和主持，他曾是愛迪生公司的工程師，後來自主創業，兩人惺惺相惜，友誼成就一段佳話。

時任美國總統的胡佛（Herbert Clark Hoover），以及世界數一數二的科學界、發明界翹楚雲集其間，其中有居里夫人（Marie Curie）與萊特（Orville Wright）等。雖然，愛迪生並不是純粹的科學家，沒有撰寫出震古爍今的科技論文，沒有學歷和學位，也沒有任何學術頭銜，但他的影響力遠遠超越同時代絕大多數科學家。二十世紀傑出的大科學家愛因斯坦（Albert Einstein）也透過無線電廣播向全美國發表談話，並向愛迪生表示感謝與祝賀。

突發事件，有驚有險

當天晚上，群英薈萃，燈火通明。在一片此起彼伏的熱烈掌聲中，年邁的愛迪生緩緩站起來，他早已疾病纏身，不復當年的雷厲風行和果斷靈敏，但依然臉帶微笑。他聽不到對他無比崇拜和讚許的掌聲，因為一隻耳朵早年因故已聾，另一隻也因為高齡而功能退化，只有湊近這隻耳朵大聲說話，他方能心領神會。

望著高朋滿座，望著那些閃滿智慧的眼睛，八十二歲的愛迪生心緒澎湃，他的手激動得顫個不停，幾次試圖抓麥克風都抓不緊，顯得有點笨拙。一股不祥之兆湧進家人心中，打算幫他一把，或者乾脆把他攙扶下來。

愛迪生用眼神謝絕他們的好意，今晚是屬於他的節日，講什麼已經不太重要，重要的是相聚！

胡佛總統發表熱情洋溢的講話，繼而讓愛迪生一起上臺。突然間，整個大廳的燈光消失得無影無蹤，一片漆黑中響起客人們驚恐的尖叫。

片刻，所有的燈光又重新恢復如同白晝。胡佛總統微笑地告訴大家，這是福特先生想出來的「惡作劇」，目的是讓大家體會一下當年從黑暗到光明的華麗轉身。五十年前，愛迪生發明的改良式電燈大放異彩，改變了美國，也改變了世界！

場下，頓時掌聲雷動。

愛迪生激動得熱淚盈眶，就在他準備把發自內心的感謝大聲說出時，突然，他眼前一黑，渾身無力，瞬間失去意識，倒在椅子上。

在場所有人被突如其來的意外驚詫得不知所措，幾秒鐘後，大家才如夢初醒，趕緊衝上去。幾個近在身邊的家人抱起愛迪生，不斷拍打他的胸背，也有人飛奔去室外打電話，緊急呼喚醫師到場。

一場原本洋溢著喜慶的晚會，就這樣被恐怖不安的氣氛一掃而空，人們為愛迪生的安危而憂心忡忡。

「也許是中風了。」

「他還能站起來嗎？唉，可憐的老人。」

「救回來，恐怕也是癱瘓了。」

客人們議論紛紛。這時，倒在家人懷中的愛迪生，眼睛微微顫動，四肢輕輕地抖動，顯然，他的生命尚未消失。

醫師急急忙忙來到身邊，一番檢查之後，發現愛迪生的脈搏偏慢，但神經系統沒有發現特別明顯的病徵，不太像中風的模樣。隨後，其他醫護人員陸續到場，七手八腳地給愛迪生注射藥物，慢慢地，愛迪生張開了眼睛。

愛迪生夫人送來一杯熱飲，愛迪生緩緩喝了一口，頑強地站起來。他勸退所有人的攔阻，來到講臺上，把事先準備的稿紙掏出來，緩緩地讀出感謝致辭。

事後，他回憶不起出事那一瞬間發生了什麼，只記得一陣昏黑，隨之便失去意識，就像正在播放的電影突然機械故障，銀幕霎時一片漆黑一樣。或者說，就像亮如白晝的大廳突然停了電。

愛迪生沒有死，也沒有癱瘓，他活了下來。但是經此打擊，他的身體狀況一落千丈，甚至一蹶不振，也許這是之前累積的健康問題來一次總爆發。總之，愛迪生漸漸離不開病榻，他的生命開始進入倒數計時。

暈厥的病因源於何處？

從事發經過來看，愛迪生發作了一次典型的暈厥。

暈厥的原因其實非常複雜，時至今日，醫院的病房和門診常常出現這類病患，但很大一部分最終仍無法根據已知的現代醫學知識予以合理解釋。那麼，愛迪生是屬於哪種情況呢？

說起暈厥，最主要的原因可分為兩個：一是腦源性，一是心源性。

腦部原因，常見的有腦中風和癲癇，前者屬於腦血管（包括腦部動脈和頸動脈、椎動脈）疾病。在愛迪生這個年紀，發生中風非常多見，當年又缺乏有效預防措施，更不知曉中風和高血壓的關係，患者比比皆是。不過，醫師在場卻沒發現神經系統的異常狀況，而愛迪生很快醒來，也沒有明顯的肢體活動障礙和後遺症。事發前，甚至沒有什麼前兆。可見，患中風的證據不太充分。當然，有一種情況叫短暫性腦缺血發作（transient ischemic attack, TIA），俗稱小中風，這倒是不能排除，因為病患的症狀比較輕，病徵也不多，大多能自行甦醒，這些人常常是已經出現腦血管病變的基礎，發病是一次警鐘，敲醒病患：真正的中風可能不久後出現！不過，愛迪生的餘生並沒有其他的中風診斷記錄。

會不會是癲癇？更不可能。如果是原發性疾病，愛迪生不可能在八十二歲時才首次發作，估計年輕時就遭遇過了；如果是續發性的，多數是腦部受過各種創傷，留下後遺症所致，或者服用某些藥物引發。這些情況在愛迪生身上顯得證據不足。

其實，以這種發病的突然性而言，愛迪生發生心源性暈厥的可能性大一些。

所謂心源性暈厥，是指心跳不正常，醫學術語稱之為「心律不整」（arrhythmia）導致的意識喪失。腦部神經系統的運作需要有效的血液供應，心臟泵血，血液攜帶氧氣和其他營養物質，通過頸動脈進入腦動脈，維持腦部的循環和工作。心臟的收縮泵血，總是離不開它的有效跳動，假設這種跳動過快或者過慢，又或者純粹紊亂顫抖，就是無效心跳。當然，完全停止的心跳就是死亡了。

心臟供血不足，自然會引起大腦罷工，人也就隨之失去意識。因為大腦是非常脆弱的器官，又如同一盞不會節約的高耗能電燈——人體大約二五％的葡萄糖都被它拿來當燃料，所以腦細胞只能耐受四分鐘的缺血，時間一過就癱了。如果再沒有後續的救治，可能永久不能恢復，病患活下來也是植物人。

話說回來，是什麼原因導致愛迪生心跳不正常？莫非是心肌梗塞？

病源環環相扣，步步緊逼

心肌梗塞的診斷是否成立，很重要一點就是看心電圖。在愛迪生的年代，心電圖已經廣泛應用，如果波形異常，有經驗的醫師是能判斷出來的，而且，經過一次心肌梗塞襲擊，僥倖活下來的，經歷第二次的機會也很大。不過，愛迪生的病歷中，卻沒有出現過冠心病、心肌梗塞之類的字眼。

讓我們回顧一下愛迪生的病史。

這位譽滿天下的老人晚年罹患最嚴重的疾病是糖尿病。當然，按照現代的醫學觀點，糖尿病患者合併冠心病（包括心肌梗塞）或腦中風的風險非常高，不過，我並不是從這個方向思考。

糖尿病的特徵固然是血糖異常升高，在愛迪生時代，有效控制血糖的治療還不成熟，許多糖尿病患者直接死因是糖尿病的眾多併發症，比如酮酸中毒，或者高透壓性昏迷。

倘若愛迪生不幸遭遇這兩種狀況，在當時的醫療條件下恐怕很快就去世了，根本回天乏術。再說，這兩種情況也不會輕易地自行甦醒，何況當時沒有足夠的治療方法。

糖尿病的高血糖並不複雜，複雜而可怕的是它的併發症。說起這些併發症，許多人回想起視網膜病變、心腦血管疾病、糖尿病足等，仔細推想細查，都和動脈有關，而且是小動脈或者微血管。

愛迪生除了患有糖尿病之外，明確記載的還有腎衰竭，這兩者有無關係？答案是肯定的！因為，腎臟這個奇特的器官，幾乎就是由無數小血管叢、微血管球組成！偏偏，高血糖的「毒性」對動脈的侵蝕作用非常明顯，尤其喜歡針對微小血管，在這種情況下，長期的糖尿病患者很難逃脫腎功能受損的惡運，時間愈久，衰竭程度愈嚴重，最後，當腎臟完全被破壞得功能喪盡時，病患體內的代謝產物和有害物質便無法由腎臟排出，由此進入到尿毒症期，在沒有血液透析或者腹膜透析的年代，病患很快會死亡。

愛迪生去世前的病歷清楚地顯示：糖尿病、尿毒症！

那麼，腎衰竭會和心律不整扯上關係嗎？

會！而且很常見。

腎臟不僅是一個通過血流排泄廢物的器官，更是一個調節人體內環境、酸鹼平衡和電解質水平的器官。當它工作能力下降時，電解質就會紊亂，比如鉀離子無法排泄，濃度將異常升高，病患就會出現高血鉀症（hyperkalemia）。而鉀離子對心臟跳動存在重要的影響，濃度太高或者太低時，敏感的心跳都會過慢，最惡劣時莫過於直接導致心跳停止！

一九二九年那次盛會上，愛迪生意外暈厥，繼而又死裡逃生，很大的原因可能是腎功能不全誘發的高血鉀症，背後的黑手仍是糖尿病！不過，這種類型的暈厥有可能自發甦醒，因為血鉀水平並非一成不變，心率也不是一成不變，只要情況不太嚴重，病患依然有喘息的機會，何況，降低血鉀的藥物也是存在的。

天才傳奇的一生

愛迪生一生申請到一千多項發明專利，在去世前一年還成功申請了一項技術專利，可是誰能想到，這位發明巨匠只有三個月的小學學歷！

作為家庭中七個小孩最年幼的一個，愛迪生原本可以得到父母更多關愛，可惜他家境貧寒，生活頗為艱辛。雪上加霜的是，他的童年並不快樂，因為他一直被周圍的人質疑是個低能兒！

四歲之前，愛迪生並沒有掌握真正的獨立行走能力。而他的智商似乎不能簡單地用高低來形容，人們覺得他是一個怪人。直到十歲，愛迪生才進入小學。

很快，他又被老師認為存在讀寫障礙。更令他困擾的是，老師和大多數同學都討厭他，因為他總愛問一些古怪的問題，而且喜歡鑽研到底，不得到答案不肯罷休，而這些問題在旁人看來卻是那麼無聊，比如，風是怎樣形成的，動物為什麼要分成雌雄等。老師同時發現，這位學生在課堂上總是精神分散，於是經常叫他去坐在角落，以示懲罰。

慢慢地，人們發現他的學習跟不上進度，語言表達能力也欠佳，數學成績尤其不好，反應似乎很遲鈍。終於，老師找來了家長，嚴正地說：「這孩子沒有前途的，他會嚴重影響學校的聲譽，我們學校不再收留他了！」

就這樣，讀了三個月的愛迪生被無情地攆出校園，身後是一片嘲笑之聲。

肄業的愛迪生還不懂得什麼是悲哀，但是他母親南西（Nancy Elliott Edison）卻不得不悲哀地接受這個嚴酷事實。不過，她相信自己的兒子不是笨蛋，只是沒有開竅。這位當過鄉村教師的母親，有著相當豐富的教學經驗，或者說，她懂得特殊教育的技巧，在她的訓練之下，愛迪生識文認字的能力與日俱增，算術也漸入佳境。

其實，愛迪生的智力不僅不差，而且超群，他之所以與學校格格不入，在人際關係中顯得那樣笨拙，貌似蠢材，極有可能是早年存在聽力障礙！

關於愛迪生耳聾的故事，民間流傳甚廣。最令人印象深刻的是，少年愛迪生迫於生計在火車上賣報紙，但他熱愛科學實驗，常常在火車上自設實驗裝置，有一次不慎引起小事故，車長大發雷霆，狠狠地掮了他一記耳光，導致他的一側耳朵受損，聽力下降。

這則故事近乎野史，愛迪生畢生也沒有正面回應過到底是真是假。但有一些資料顯示，愛迪生幼小的時候得過猩紅熱，這種細菌性感染疾病有時會引發中耳炎，反覆的遷延不癒有可能導致傳導性聽力下降。愛迪生生活在貧苦家庭，環境惡劣，物質條件非常不樂觀，這樣的底層家庭小孩最容易感染這類疾病，而他們糟糕的生存空間也使得康復尤為艱難。

顯而易見，當幼童過早出現聽力障礙，他的語言能力、溝通能力和學習能力都會受到很大的影響，難怪幼年的愛迪生顯得笨拙和怪異。幸好，他的母親是一位真正懂得教育的人，一位懂得如何進行特殊教育的人。

早早輟學的愛迪生並沒有沉淪，他從母親那裡獲得尋找知識的樂趣，他愈加變得勤奮好學。少年時期，他在火車上賣報紙，兼賣水果，賺點小錢，培養了他的經商頭腦。沒有泯滅對科學的嚮往和求真的熱忱，愛迪生在火車上甚至開設了實驗室。

後來，他學會電報技術，當上電報員，並發明了平生第一款機器——自動投票計算器，為那些議員的投票和計票加快速度。這款機器設計巧妙，不過事後有人告訴愛迪生：有時候政客們投票故意放慢節奏，是出於政治技巧，並不是大家不知道加快速度的重要性。

儘管這是一件無用之物，但愛迪生的發明之旅從此一發不可收拾。他最得意之作，是留聲機和改良的電燈。

為夜晚點亮光明

嚴格來說，愛迪生並不是電燈雛形的首創者，但是，他對電燈材料的探索和試驗，卻是前無古人。據說，為了能找到適合持續加熱發亮的燈絲，愛迪生嘗試了幾千種材料，最後是來自日本的竹子讓他得償所願。這種植物經過處理後，成為碳化竹絲，能持續使用一千小時，真正滿足了千家萬戶的需求。愛迪生的出色之處，還在於他不僅是發明家，更具備商業頭腦。透過市場運作，他建立企業，透過企業把他的發明推廣到社會上，讓其充分經受檢驗，不斷完善，在這個過程中，企業牟取利潤，產品繼續升級。後來，鎢絲取代碳化竹絲，成為電燈的主要材料。

可以說，正是愛迪生的一系列發明，改變了人們的生存形態、生產方式、生活習慣和生活理念，推動了美國工業時代的騰飛。他也因此成為美國工業和科技蒸蒸日上的代表性人物。

然而，正是因為有了電燈，以及隨之誕生的種種照明工具，人類與自然狀態下的作息也就漸行漸遠了。夜間變得不再漆黑，光線變得不再稀罕，古時候只有白天能做的事，夜間似乎也可照本宣科，時間似乎可以被榨取得更加極致。

愛迪生喜歡在實驗室隨遇而安地小憩。他的作息時間很短，常常累了就趴下或者躺下休息一、兩個小時，一有靈感便立刻醒來繼續工作。他每天入睡時間只有四、五個小時，有時更少，夜晚更是思維最旺盛的時候。他認為只有弱者才需要大量的睡眠時間。一九一四年，他在《紐約時報》發表一篇文章，標題是：「未來的人將在床上花更少的時間。」在文章中，愛迪生說：「一百萬年後，人類根本就不需要睡覺。真的，睡眠是荒謬的，是壞習慣。我們不能突然擺脫習慣的束縛，但仍然可以摒棄它。在這個世界上，沒有什麼比睡得太多對人類工作效率產生更大威脅了。」

這樣的論斷和預言不免過於激進。事實上，人體內的生物時鐘設置，很大程度就是以大自然的晝夜規律為藍本，這也是人類乃至各種動物數百萬年來進化的結果。睡眠和休息，不是多餘，更不是懶惰的表現，它是人類器官恢復功能、修復自身和維持正常狀態的必經之路。

至於愛迪生孜孜以求的不滅之光，竟然也非盡善盡美。有研究調查發現，幼童夜間在燈光下睡覺，會影響大腦生長激素的分泌，甚至對大腦蛋白質的合成產生負面影響。

新近還有一項專門探討夜間光線的研究指出，睡眠時的光線與糖尿病有關。該研究發現，不論是白天還是黑夜，血糖的自身調節水平都會受到褪黑激素分泌（主要在夜間）的影響，而夜間的光線太強會干擾這種激素的分泌，導致胰島素不敏感，進而可能誘發糖尿病。

也就是說，在該睡覺、該休息時，卻籠罩在不合時宜的光線之下，有損健康，尤其容易罹患糖尿病。這個論點是否成熟和正確，還要看下一步的臨床試驗。無論如何，自負於自己的不知疲倦，對睡眠時間掉以輕心的愛迪生，在這個問題上沒有養成好習慣和真正科學的作息規律，也許這就是他罹患糖尿病的原因之一吧。

無奈的是，把電燈發明推向全世界的，正是他本人！

全美熄燈一分鐘

暈厥事件發生兩年後，一九三一年十月十八日凌晨三點二十四分，在美國紐澤西西奧蘭治（West Orange）的家中，長期臥病的愛迪生安詳離世，享年八十四歲。

為了紀念愛迪生，美國政府下令全國熄燈一分鐘。十月二十一日六點五十九分，好萊塢、丹佛熄燈；八點五十九分，芝加哥有軌電車、高架地鐵停止運行；紐約自由女神手中的火炬在九點五十九分熄滅。

那一分鐘裡，美國大部分地區陷入一片黑暗，美國彷彿回到煤油燈、煤氣燈的時代，而一分鐘過後，從東海岸到西海岸，整個美國再次燈火通明。

從某種意義上說，愛迪生就是光明的使者！

就在愛迪生嚥下最後一口氣前，他的家人用一支玻璃試管放在他的鼻孔之下，裝填了他呼吸的最後一息氣體！

後來，這支試管輾轉傳到汽車大王福特的手中。作為珍貴的收藏品，福特將它存放於自己的辦公室內，之後保存在博物館中，直到多年後才公諸於世。

福特三十五歲時，作為愛迪生旗下公司的工程師，第一次見到了老闆。當人們向愛迪生介紹說，這位福特先生成功研製兩輛以燃燒汽油為動力的汽車時，愛迪生高興地讚揚道：「年輕人，努力做下去吧，不要放棄自己的理想。汽車的構想是了不起的！」一對愛迪生一向十分尊敬、崇拜的福特心中無比激動。後來，他辭去總機械師的重要職務，自己創辦以本人名字命名的福特汽車公司，開始走上世界汽車工業早期開創、奠基與發展的道路。

雖然另立門戶，但愛迪生與他畢生保持著深厚的友誼，兩人相互扶持，互為知音。福特的個人成功，在很大程度上印有愛迪生奮鬥的精神烙印。

愛迪生曾有一句名言：「天才是一％的靈感和九九％的汗水。」

對此，福特先生應該是深信不疑的。同樣，他相信人的靈魂在死後將得以倖存，會將智慧從一種存在帶到另一種存在之中。因此，他收藏愛迪生的最後一縷呼吸作為信物。

這支試管代表靈感，代表不懈的奮鬥精神。

愛迪生是激勵後人成功的偶像。有什麼更好的方法來保存這位偉人的精神財富呢？也許試管裡面的空氣含有一些宇宙輪迴的東西，也許這空氣中蘊含著創造力的精華，無論如何，這支試管已經成為所有像福特一樣有理想、有抱負的前進者，永恆的精神圖騰。

莫札特
音樂神童早夭的謎團

這年冬天，維也納的雪來得特別早，下得特別急。

兩百多年前的歐洲，與今日有著天壤之別，不變的也許只有四季和天氣。一位聲名顯赫卻手頭拮据的可憐病人，孤獨地躺在簡陋的病床上，望著窗外的鵝毛白雪，痛苦地咬緊著嘴唇。他想創作一曲《雪之魂》，結合這來自天空的造化尤物，把自己的所思所感和平生情趣譜寫得巧奪天工，可惜，他沒有時間，也不再有精力和體力。有人已覺察到回天乏術，慕名而來催他寫的《安魂曲》（Requiem, K626）尚未完稿，他只好絞盡腦汁地用健康作賭注，為了讓盛名更加無瑕，更為了盡量多積攢一點能讓全家人生活下去的金錢。

可悲的是，他不但已經收了人家的訂金，而且這筆錢由於他的糟糕病體，早就消耗得差不多了。

天才彌留之際

兩百多年後的人們很難想像，全世界首屈一指的音樂家，創作過無數膾炙人口的樂曲的莫札特，最後的日子居然走得如此艱難。其實，李白、杜甫、柳永、徐渭何嘗不是如此？空有名聲在外，卻不得不在窮困潦倒中死去，只因他們從來無法染指權力，並且一旦碰觸權力，他們就不再是偉大的藝術家了，這就是歷史的悲哀。

莫札特全身浮腫，四肢更是膨脹得如同被浸泡在水裡多時的浮屍，稍一扭動軀體就疼得冒眼淚；時而嘔吐不止，時而發著高燒；高熱來臨時，首先是猶如置身於冰山中的寒顫，緊接著就是掉進火坑中的煎熬。

醫師拿來溼透的毛巾，上面全是冰水，還有醋，無可奈何地放在莫札特曾經英俊的臉上，試圖為他降溫，這是當時常見的做法，據說冰水和醋酸的溶解、揮發，能快速帶走熱量。畢竟，莫札特已經很難吞下藥粉和藥液，何況那時也沒有任何藥物有十拿九穩的退熱功效！

親人們圍著他，眼神裡除了哀傷還是哀傷，兒子、妻子、妻妹、岳母……，茫然地看著無助的家庭支柱在衰弱中慢慢地朽爛、崩塌，一籌莫展。

生命的最後時光裡，莫札特似乎看到父親和母親的影子，他們曾是他的導師和支柱，尤其是那位引領他走進音樂殿堂、走向全歐洲的嚴父，那位支配著他生活點滴的嚴父。此刻，莫札特模糊了對雙親的依戀、埋怨和思念，他已隱隱意識到他們在天堂向自己招手了，而天堂和天使，那被他在樂譜裡謳歌過無數次的純潔之物，原來正與他漸行漸近。

十二月五日凌晨一點，大雪飄得最密密麻麻的時候，莫札特的靈魂被帶走了，留下未了的心願。他走得悄無聲息，彷彿壓根兒就沒來過這個世界似的。身後卻是兩百多年不曾停歇的、蕩漾在美妙樂章上的凌波微步。

幾天後，莫札特的靈柩被簡單安葬在普羅大眾的墳場，大雪一直沒有停，不是為了失去人間一位天才而掉淚，只是為了讓大地更厚重些，讓莫札特在泥土中睡得更安穩些罷了。

萬千華麗歸於沉寂

由於經濟拮据，更由於沒有顯貴的身分，莫札特最終被埋葬在「第三等」墓穴中，算不上寒酸，但也只是再普通不過的地方而已。更麻煩的是，根據市政府的法律規定，這樣的墓穴只是臨時性，七年之後，墓主人必須被遷葬他處，以便把墓穴騰出來給新的死者使用，如果家人不處理，那麼政府有可能強行遷葬，到時候遺骸就有下落不明的風險。歷史上莫札特的遺體被遷葬過好幾回，偏偏史載不詳，於是目前所發掘的屍骨和墓地的準確位置，仍飽受質疑。

沃夫岡・阿瑪迪斯・莫札特（Wolfgang Amadeus Mozart, 1756.1.27-1791.12.5），出生於奧地利薩爾斯堡（Salzburg），逝世於維也納，是歐洲最偉大的古典主義音樂作曲家之一。

莫札特的父親雷歐波德・莫札特（Leopold Mozart）也是一位音樂家，先是在薩爾斯堡大主教樂隊擔任小提琴手，然後逐漸晉升為宮廷作曲家和副樂長，他大多數子女都不幸夭折了，只剩下莫札特和他的姐姐。

莫札特快學會走路的時候，便時常爬到鋼琴椅子上，嘗試著玩鋼琴鍵，還整天好奇地擺弄各種樂器，因為他喜歡聽到音樂的奏鳴。幼童階段，他居然學會拉小提琴，於是時常和全家人一起合奏，其樂融融。六歲時，他寫了一首美妙的鋼琴小步舞曲與小提琴奏鳴曲，充分展現他對美麗旋律的準確把握，雖然音符簡單，但細聽之下仍能發現那種質樸、純真的靈性。八歲時，他甚至寫出第一首交響曲。父親大喜過望，原來僅存的兒子不僅有音樂才華，甚至是世上罕見的天才。於是，老莫札特放棄為自己謀前途的計畫，傾全力讓這小孩接受最完善的音樂教育，同時也打算將這個神童帶至各地宣揚。從此，父親便成了天賦異稟的小莫札特走向世界的最重要推手。

三十多年後，莫札特果然名滿天下，可惜，他的健康卻每況愈下。

一七九一年末，莫札特的健康狀況開始急速惡化。十一月二十日，他已臥床不起，身體浮腫並嘔吐不止。據他妻子的妹妹回憶，當時身體的浮腫已使他無法在床上坐起，甚至無法自己移動。「他的病狀始於手腳浮腫，到幾乎動彈不得，接著開始嘔吐。」但在離世前兩小時，他一直保持著清醒的意識。

莫札特撒手人寰後，睡衣不得不剪開更換，因為身體實在太腫了。

他的大兒子當時七歲，父親去世時在場，後來回憶道：「我記得特別清楚，他去世前數日，全身浮腫，使他無法做出最簡單的動作。」此外，他還發現遺體散發出一股惡臭。從這些可信的資料分析，屍身內部的確積累了太多液體，導致細菌過度生長，加速腐敗。按照當時的記載，驗屍無法完成，推測也是這個原因。

誰是幕後黑手？

莫札特死後不久，關於死因的各種傳聞在社會上不脛而走。兩百多年後，死因更被闡釋得五花八門。

第一種傳說認為莫札特被人嫉妒，最終死於同行下毒。這畢竟是死無對證的事情，而且捕風捉影的味道很重。作案動機值得商榷，作案時間和作案手段更無從談起。

坊間還傳聞莫札特死於梅毒，這是最蠱惑人心的結論。據說，莫札特曾有放浪形骸的時候，男女關係比較混亂，而且梅毒是當時歐洲的常見疾病，從美洲大陸引入不過一、兩百年，這樣的桃色說法似乎很能吸引讀者和好事者的眼球。但從醫學等角度看，莫札特臨死前的種種表現似乎找不到和梅毒症狀相關的地方。梅毒病人經常在身體各處出現皮膚損傷，有的會發展成糜爛、潰瘍，除非合併其他器官的損害，一般很少單獨導致病人浮腫。梅毒到了晚期，由於皮膚局部壞死、變形，有時候會導致病人臉部缺陷，甚至毀容。

莫札特死後，按當時歐洲的習俗，有專人給死者做一副石膏臉部模具，作為永久紀念，能夠反映出死者的真實面容。莫札特的臉部模具的確存世，從這個模具上看，他的臉部皮膚極其光滑，一點殘損的痕跡都沒有，而且呈安睡狀，顯得非常平和。這樣看來，莫札特死於梅毒的證據不足。

第三種常見說法是天花。這是一種急性傳染病，致死率極高，只有少數人可以倖免，短時間內能導致病人全身潰爛，合併感染而死。不過，這帶有明顯的流行性，而且傳播能力極強，但根據文獻記載，當時的維也納並沒有出現天花流行，莫札特身邊長期侍候他的親人也沒有在此期間病死，可見天花的說法十分荒謬。

再說，天花更容易導致臉部長滿痘瘡，甚至化膿，即使僥倖存活，臉上也會留下永久的坑坑窪窪（中國稱為痲子），可是莫札特的臉部模具徹底否定了這一切。

近年來更有美國學者獨闢蹊徑，提出豬肉條蟲說。沒有屍體病理標本，沒有蟲卵證據，使得這說法永遠停留在假設階段，但正因為如此，任何人也無法絕對推翻它。不過，寄生蟲疾病又怎會和發燒、浮腫牽連在一起呢？

曲折漫長的病史

從現存的文獻看，臨終前莫札特出現了發熱、腫脹兩大症狀。全身浮腫很可能是診斷莫札特病因的突破口。

浮腫，主要分心源性、腎源性、肝源性，莫札特發病較急，進展很快，兩週就已明顯浮腫，似乎不像肝臟的問題，即使是與肝臟相關的低蛋白血症（肝臟製造蛋白能力下降，或者營養攝入太差，引起浮腫）也不會那麼快、那麼突然。再說，肝臟有問題的病患通常全身皮膚發黃，醫學上稱之為黃疸，但這麼明顯的特徵卻沒有見到記錄。

由此可見，莫札特腎臟和心臟出問題的機會最大。

而反覆發燒，意味著病患存在嚴重的感染。在莫札特的時代沒有抗生素之類的藥物，當時人們的疾病譜和今天不完全一樣，細菌感染致殘、致死的可能最大。感染是當時人們的頭號殺手。也就是說，莫札特很有可能在腎臟或心臟受損的基礎上，合併感染而死。

其實，只要回顧一下莫札特的既往病史，很多人就會大吃一驚。

後人根據莫札特各種書信、筆記、傳記資料，歸納出他自幼到去世前所患過的疾病，雖然當年的醫學術語不如今天的規範，有的用語不能完全等同於現代具有明確定義的醫學名詞，但我們還是可以管中窺豹。

咽喉炎、扁桃體炎、發燒、關節痛、皮疹、虛弱，這些表現頻繁出現，幾乎每隔幾年就發作一次，困擾著音樂天才痛苦的一生。至於浮腫，則僅見於他去世前的記載。

一七六二年九月下旬，六歲的莫札特在前往維也納的路上已經患病。他們一家住到皇家花園，並為皇帝陛下伉儷演出。期間，莫札特病得不輕，他姐姐寫道：「他想要早點上床休息，但抱怨背部和雙腳疼痛。當他躺在床上時，我檢查他的身體，碰到他的痛處，我發現他的骶骨部有一些很紅的、凸起來的皰疹，或者叫紅斑，這些東西主要分布在兩大腿的內側和兩個胳膊的手肘上，臀部也有一些。他還發著燒。」

老莫札特始終堅持自己替孩子們看病，他似乎具備不少那個時代的醫學知識，在路途中總是攜帶著藥箱，他非常看重一種叫「黑粉」的藥物，這種東西是由植物根莖、草藥、醫用瀝青，甚至埃及木乃伊的碎塊磨成的粉末，混在一起製成。他也自製其他各種藥粉，混合了珊瑚蟲、象牙、鹿角、金箔等。這些東西能有效嗎？

一七六三年一月，莫札特七歲，父親注意到他患有「關節炎」，寫道：「他不能用自己的腳站立在地上，沒有哪個腳趾或者膝蓋可以活動，連續四個晚上不睡覺，身體非常虛弱，夜裡常常滾燙，持續高燒。」

一七六六年十一月，上述病症再發。

莫札特自幼被父親帶著周遊列國，揚名立萬，長期旅途中其實不斷患病，反覆感染，發熱成了家常便飯，咽喉不適也不時出現。

一七六四年二月，父親寫道：「我可愛的沃夫岡患咽喉痛已經一年多，下午四點左右最痛，到了夜裡，喉嚨就被痰液堵住了，似乎隨時要窒息，他還時常發燒。」

一七六五年九月，一家人到了荷蘭海牙，十一月，姐弟先後患病。莫札特的皮膚出了很多痘疹，大腿尤其多，又發著高燒，黑夜裡不斷說著囈語，直到半個月後，病情才緩解。

咽喉炎、皮疹、發燒、關節痛，讓我聯想起一種在舊時代由於衛生條件糟糕，曾經很常見的疾病：風溼熱。

風溼熱的危害

風溼熱（Rheumatic fever, RF）是一種由咽喉部寄生的A組乙型溶血性鏈球菌反覆感染，導致的急性或慢性全身結締組織炎症，主要累及關節、心臟、皮膚和皮下組織，也可累及中樞神經系統、血管、漿膜及肺、腎等內臟。它曾是危害兒童生命和身體健康的主要疾病之一。其發病率的高低往往與生活水準有關，居住環境過於擁擠、衛生條件差、營養低下和醫藥缺乏，均有利於鏈球菌的繁殖和傳播，構成本病的流行。二十世紀中期世界各國，尤其是在西方國家，由於經濟飛速發展，民眾生活水準大幅度提高，風溼熱發病率才明顯下降。

鏈球菌本身並不可怕，可怕的是它和人體的免疫細胞互相作用後形成的免疫複合物。這些東西沉積能導致關節炎、關節痛，並呈現遊走性，位置不固定，好在不會導致關節永久變形，但是，腎臟和心臟就沒那麼幸運了。

免疫複合物容易誘發皮膚局部長出紅色皮疹，有的呈環狀，有的呈斑片狀，總而言之，過度的免疫反應是風溼熱病患出現典型皮疹、關節痛和發熱的重要原因。

更可怕的是，免疫複合物對心臟肌肉以及瓣膜，都能構成永久的傷害，長期多次感染者，心臟受損的機會更大，受損的程度更嚴重。到了晚期，心臟由於結構被破壞，功能受損，最終出現心臟衰竭，而心臟衰竭又導致體內液體無法回流，積累於全身各處，形成浮腫。於是，醫學界常用「舔過關節、咬住心臟」來形容此病。

另一個不可忽視的情況是，風溼熱的免疫複合物也會在腎臟聚集，有可能造成腎臟的損傷，醫學上稱之為「慢性腎小球腎炎」。這種疾病最終會使得腎臟過濾能力下降，很多應該濾出的液體和毒素無法清除，導致病人浮腫。當然，腎臟的儲備能力很強，早期的病變不會有任何不適，醫學上叫做「隱匿性」，但等病人覺察到的時候，通常已經晚了。

在莫札特時代，用藥處於比較混亂的階段，許多藥品不僅使用不規範，而且沒有實證醫學證據，大多類似於經驗性用藥，也沒有完善的化學知識做後盾，藥物毒性無法知曉。在這種情況下，很多藥物不僅無法治病，甚至會加重病情，或產生新的疾病。遺憾的是，腎臟是重要的排泄器官，毒性物質正是由此代謝，如果它們積累過多，無疑會加重腎臟的負擔，涸澤而漁的結果，必然是加速衰竭！

有人基於關節痛和皮疹，提出莫札特患有「系統性紅斑狼瘡」（systemic lupus erythematosus, SLE）的可能，從腎損害、發熱、關節痛、皮疹等角度看，不是沒有道理。不過 SLE 的皮疹多長在臉上，而且男性發病相對少見，一旦患病則非常嚴重，進展很快，雖是慢性疾病，但通常拖不了太久。幼年時代即出現關節痛、皮疹的莫札特，是活不到三十多歲的。

莫札特曾使用過一種叫「托芬娜仙液」（Aqua Tofana）的藥水。這本來是十七世紀義大利北部流行的一種美白化妝水，含有亞砷酸、氧化鉛成分，據說是名為托芬娜的老太太利用火山析出的礦物調配而成。不知何故，此物後來被傳可作藥用，病患使用了它，無異於慢性中毒。除此之外，含有水銀的物質也是當時常用的藥品，這些東西無一例外都大大加重腎臟的負擔，對其他器官也有損害。

綜合分析，莫札特很有可能在反覆風溼熱的基礎上，出現風溼性心臟病以及慢性腎病，逐漸到了衰竭的邊緣，晚年再次受到細菌的侵襲，而感染又會明顯加重心臟衰竭、腎衰竭，導致病情急劇惡化。菌血症甚至敗血症導致高熱不退、全身休克，幾重打擊終於奪走他年輕的生命。

腎病的末期階段就是尿毒症，各種代謝毒素在體內蓄積，病患的身體會散發異味，經常嘔吐不止（莫札特死前也有類似症狀），病患體內電解質也紊亂無比。高血鉀症能引起心律失常，導致病人猝死。光是這一條就足夠危險了。

莫札特死後的遺體很快出現明顯臭味，在嚴冬顯得很反常，因為一般死者在這個時節沒那麼快出現屍體腐爛的狀況。從側面印證，莫札特很可能患有尿毒症，體內早就積存過多代謝毒素。

十八世紀的歐洲正處於科學、經濟騰飛的前夜，不過醫藥的發展仍比較滯後，那時候沒有殺滅細菌的抗生素，也沒有脫水劑，更沒有現代常用的血液透析機（俗稱洗腎機，專為尿毒症病人設計，能把毒素和多餘水分濾去，代替腎臟的功能），病患如果得了莫札特這樣的疾病，家人和醫師只能眼睜睜地看著逝去，即使診斷明確也束手無策！非常悲慘，非常可惜！

哪怕是可靠的退熱藥，當時也是一片空白，醫師只能用冰水和醋酸給莫札特冷敷降溫而已。瀕死的病人還要忍受高熱的折磨，死亡的過程更加痛苦。民間傳說柳樹皮製成的藥汁能產生某種退熱、止痛的作用，隨著化學工業的進步，直到十九世紀下半葉，專家從柳樹皮裡提煉出一種叫「水楊酸」的物質，透過實驗證明的確具備退熱療效，在適合的劑量下能安全用在病患身上，才揭開了現代退熱藥發展的序幕。

盛名下的天籟絕唱

莫札特是因病去世的。

然而從另一角度看，我們也可以說他死於勞累，死於盛名，死於公眾給予的無情壓力。為了充分施展音樂的才華，莫札特自幼就生活在顛簸中，被功利心極強的父親裹挾著走南闖北，接觸不少細菌，從來都無法好好休息，病情未好又得繼續忙於表演或者創作。他連正常人的童年都無法享受，六歲開始，莫札特就飽嘗長途跋涉之苦，那不是普通旅行，而是生涯的磨練。

有關莫札特患病的最早報導是他六歲的時候，那段日子，他頻繁走在歐洲各地的街頭，乘著風塵僕僕的馬車，從事著屬於成年人的高難度藝術工作，奔向苦悶的歷程，這是一種無比疲憊的生活。父親認識並發掘出這個孩子的天才，急於向世界展示他的才能，為了使他在藝術上更進一步，也為了讓他享受尊嚴。莫札特的體弱多病必然與此有關，他的父親忙於各種事情，千頭萬緒，就是忽略了兒子的健康。

第一次義大利之旅，從那不勒斯到羅馬的路程持續了五天半，並遭遇傾盆大雨。兩父子連續二十七個小時趕路，莫札特和父親只睡了兩小時！

老莫札特很早就知道，必須讓兒子走出薩爾斯堡這個小地方，讓更多人認識這位天才。不料小莫札特在藝術道路上走得太快，以至於父親迫不及待帶他四處求學、表演，多次為兒子舉辦音樂會，哪怕少了一點機會都認為是自己的錯。整個德意志地區、大半個歐洲都留下他們的足跡。

這一切，在望子成龍的老莫札特眼裡，既是為兒子好，也是為自己好！

一七六三年夏天，他們去過了奧格斯堡（Augsburg）、曼海姆（Mannheim）、法蘭克福、布魯塞爾，還到了巴黎。

在法蘭克福的一次音樂會上，有一位十四歲的少年觀眾，看著眼前只有七歲的小男孩嫻熟地演奏樂器，激賞不已。五十三年後他回憶道：「當時那位演奏男孩的髮型和身穿的騎士服，到現在我仍記憶猶新。」這位對莫札特琴藝念念不忘的老翁，就是德意志大文豪——歌德（**Johann W.V. Goethe**）。

一七七〇年，莫札特再次在義大利獻藝獲得成功，大主教親自授予他「黃金馬刺十字勳章」，冊封他為騎士，轟動了羅馬。

而莫札特在漫長旅途中不斷患病，反覆感染，終於種下病根。

一七九一年，莫札特在布拉格為慶祝皇帝加冕典禮，積極籌備歌劇《狄托的仁慈》（La Clemenza di Tito）。官方說：「樂曲作品由著名作曲家莫札特提供，儘管時間很短且自身患有重病，但他還是受到人們的追捧。」可見當時，莫札特患病已是公開的新聞。

莫札特在布拉格期間臥病在床，不停地服藥治療，看上去蒼白無力，情緒低落，顯得很悲觀，他在朋友圈裡的那種幽默詼諧蕩然無存。

自從父親去世後，一輩子仰仗父親的莫札特失去了倚靠，他沒有太多生活自理的經驗，走不出父親的影子，更不懂經營財務，家庭開支不斷擴大，巨大的經濟壓力使得他不得不超負荷工作，去世前幾年開始，他的信件中就不斷出現向朋友借錢的事。他已是有婦之夫，養育四個子女，卻不像詩人或者其他藝術家那樣有固定收入。

回到維也納後，莫札特的身體狀況急轉直下。一度，他還能繼續工作，完成了《A大調單簧管協奏曲》（Clarinet Concerto in A major, K622），其後指揮了《魔笛》（Die Zauberflöte, K620）的首演，但他已對自己的健康不再抱有信心。

七月，一位不知名人士請他創作一首《安魂曲》，已支付訂金，但要求必須匿名，或許這人想將著作權據為己有；八月，莫札特又收到一份關於為神聖羅馬帝國皇帝加冕創作歌劇的請求，限期三週內寫完。

他的健康經常被透支，有時候早上起來喝香檳提神，尋找靈感，晚上又常喝其他種類的酒，一直撐到半夜，稍事休息又重新強撐著起來工作。

被疾病和貧窮煎熬著的莫札特不得不面對著各種重負，很快一病不起，去世前天還在為創作《安魂曲》絞盡腦汁，甚至自己都有了不祥的預兆，他向妻子說：「我在這個世界上的時間不會太長了。」此話一語成讖。

在那個悲傷的冬天，死亡證明書這樣寫：「沃夫岡・阿瑪迪斯・莫札特，管弦樂隊指揮和宮廷音樂家，已婚，出生於薩爾斯堡，死於高熱。時間是一七九一年十二月五日，享年三十六歲。」

簽字的是一位負責傳染病的醫師。可見當時人們也認為是感染因素導致死亡的可能性比較大。

莫札特之死是一個悲劇，這個悲劇本身不在於疾病。

與其說是疾病害死了莫札特，還不如說是父親的急於求成、社會的壓力和名利害死了他。雖然莫札特本質上非常單純，不是名利之徒，卻身不由己，不得不在名利場上行走。在那樣一個音樂家不受尊敬的年代，他作為貴族的玩物，實與伶人無異。就如同舊時代中國的戲劇藝術家被賤稱作「戲子」一樣，觀眾喜歡他們的演出，可是回到家裡仍鄭重其事地告誡子女，日後千萬不要選擇這個行業。很多時候，莫札特只是父親生財和鑄造面子的工具，只是為了生活而不得不耗盡自己的才華和生命。

慶幸的是，他的作品沒有沾染社會的一絲銅臭和骯髒，甚至沒有人世間的一切雜質，有的只是超脫凡塵的性靈之音，也許這是莫札特的萬幸，也是全世界的萬幸。

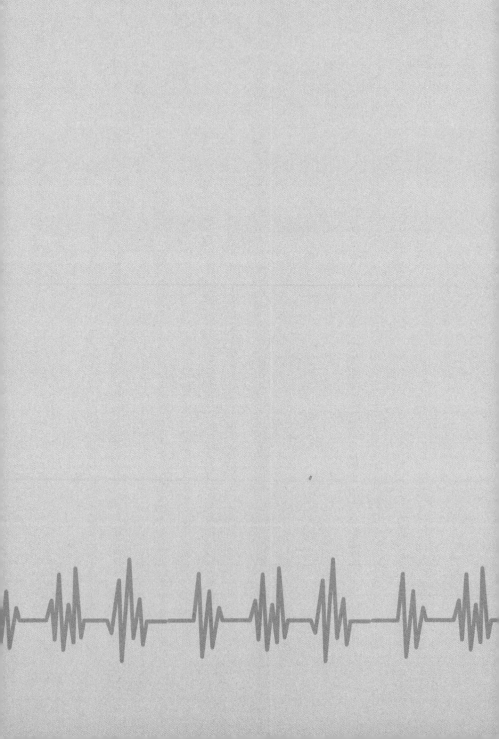

第三診　被時代耽誤的醫療

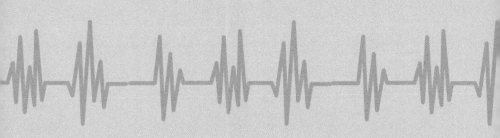

下臺首相，鬱鬱而終

張伯倫

斜陽靜靜灑在倫敦陰暗的街頭。街上沒有往日的熱鬧，幾個月來，整個英倫三島已經喪失一切的喜慶和興奮，只有恐怖的暗流湧動和人心惶惶。即便是華燈初上的此刻傍晚，人們也感受不到燈光的溫暖。

汽車拐過不寬不窄的馬路口，進入唐寧街（Downing Street），向著曾經的主人辦公地點駛去，緩慢而徬徨。一位老人默默地站在唐寧街十號的門口，面無表情，眼神呆滯，高高的禮帽不知什麼時候開始顯得那樣的無所適從。老人的西裝依舊筆挺，領結更是透出不俗的紳士風度，可惜它們主人沮喪的神情，讓這一切顯得既多餘又滑稽。

陰暗的唐寧街十號

老人名叫亞瑟・內維爾・張伯倫（Arthur Neville Chamberlain, 1869.3.8-1940.11.9），歷史也將永遠記住這一天——一九四〇年五月十日，英國首相張伯倫黯然下臺的日子。

往日很多時候，當他走出唐寧街十號時，總會有不少記者和民眾朝他打招呼，甚至熱情洋溢地問候幾句。然而，此一時彼一時，當落寞的街燈吝嗇地投射餘暉到他的帽子上時，他再也聽不到任何值得驕傲的呼聲。

他的腦海中反覆響起那一句不堪入耳的話！

當時，德軍銳利的鋒芒已經在北歐所向披靡，英國向盟友挪威派出遠征軍，試圖拚死一搏。然而，希特勒鋒頭正勁，納粹的傘兵和步兵大顯身手，把英軍、挪威軍打得丟盔棄甲。三天前，即五月七日，挪威陷落，英國遠征軍的行動以失敗告終，英國人憤怒了，英國政客們氣急敗壞了，一位議員在議會發言中居然引用了十七世紀擊敗保王黨的獨裁者奧利佛・克倫威爾（Oliver Cromwell）解散議會時的宣言，羞辱「無能」的首相張伯倫：「你在這兒坐的時間太長了，沒有幹出任何好事！走吧，讓我們以上帝的名義告訴你：滾！」那一個「滾」字差點讓溫文儒雅的張伯倫驚嚇得跌坐在地，他一生中頭一回碰到如此丟盡顏面的場景，要知道，即使是當仁不讓、咄咄逼人的邱吉爾，以及貪得無厭的流氓無賴希特勒，都沒有當面說出過這樣刺痛人心、撕破尊嚴的話！

第二天，國會舉行對張伯倫政府的不信任動議投票，當時有四十位原來支持他的議員投了反對票，張伯倫很清楚，自己該下臺了。

那句惡毒的咒罵，讓張伯倫萬念俱灰。他出身名門，父親是傑出的政治家，哥哥也是政界的翹楚，自己有著不錯的學歷，在企業界工作過，從經理一步步闖蕩政壇，衛生部長和財政大臣的職務都被他一手包辦且讚譽頗多，為什麼此刻連一點微薄的憐憫都享受不到？三年前，也就是一九三七年，他以六十八歲的高齡擔任英國首相，那時的邱吉爾根本不算什麼。

作為保守黨的領袖，他希望下臺後，政府仍由保守黨領銜。可惜，工黨堅決反對，一定要組成聯合政府。張伯倫的威信早已掃地。

五月十日，德軍長驅直入，橫掃荷蘭、比利時，同時進攻法國。英倫三島馬上變得像一鍋煮開的水。張伯倫原本抱有一絲奢望，想繼續留任至新一輪的危機完結。但是，工黨在聯合政府中發飆，拒絕張伯倫的領導。最終，張伯倫只好在當晚向國王遞交辭呈，引咎辭職，並推薦邱吉爾繼任英國首相。頗為諷刺的是，正是邱吉爾這位喜歡誇誇其談的業餘軍事家，在幕後干預英軍的行動，包括一敗塗地的挪威戰役。如今風聲鶴唳的歐洲，似乎容納不下一個文質彬彬的「老好人」。

走出唐寧街，張伯倫孤單的影子在燈下，立刻顯得那麼瘦削，那麼渺小和無助。他形單影隻，仰天長嘆。

臭名昭彰的《慕尼黑協定》

兩年前的一九三八年夏和秋，那是他自認為在國際舞臺上扮演舉足輕重角色時。他第一次在外交舞臺上「縱橫捭闔」，至少，他自己這樣認為。

吞併奧地利的納粹德國進一步向捷克斯洛伐克（Czechoslovakia）伸手，希特勒聲稱，那裡的蘇臺德區（Sudetenland）居住著講德語的日耳曼人，必須歸德國管治！於是，整個歐洲又一次劍拔弩張。

張伯倫非常清楚大英帝國在歐洲事務乃至世界事務中的重要作用，儘管這個帝國在第一次世界大戰之後已經褪掉所有的亮色，慢慢變得垂垂老矣、力不從心，就像他本人一樣。

於是，九月間他三次飛往德國和希特勒談判，不辭勞苦，試圖盡他最大的誠意，化解希特勒的欲望和敵意，一切都是為了讓歐洲不再流血，讓英國不再被捲入任何的衝突當中。

於是，便有了歷史上臭名昭彰的《慕尼黑協定》（Munich Agreement）。捷克斯洛伐克作為當事人，居然無權參與討論自己命運的會議，張伯倫和義大利、法國首腦，再加上德國希特勒，草草決定那弱小國家的前途。張伯倫一廂情願地認為，犧牲這樣一個名不見經傳的小國，可以保護英國的核心利益，可以「維護歐洲和平」。

九月二十九日深夜，四國首腦在捷克斯洛伐克代表被排斥在外的情況下，按事先達成的骯髒交易，很快起草慕尼黑會議文件，決定將捷克斯洛伐克的蘇臺德區及與奧地利接壤的南部地區割讓給德國。捷克斯洛伐克慘遭肢解。次日，捷克斯洛伐克政府被迫宣布接受《慕尼黑協定》。三十日清晨，心力交瘁的張伯倫與希特勒繼續會談，簽署《英德宣言》（Anglo-German Declaration），宣布兩國「彼此將永不作戰」、「決心以協商辦法解決一切爭端」，希特勒還簽字作保。

張伯倫如釋重負，對這一紙互不侵犯的宣言十分滿意，自以為勞苦功高。回到倫敦，剛下飛機，他就得意忘形地對前來迎接的人群揮舞著那張有希特勒簽字的宣言，高呼：「從今以後，整整一代人的和平有了保障！」「現在請你們回去，在床上安心睡覺吧！」

然而墨跡未乾，希特勒就出兵占領整個捷克斯洛伐克。一九三九年九月一日，德軍閃擊波蘭，二戰爆發。張伯倫直到這個時候才如夢初醒，原來希特勒簽字的那張紙，不過是一紙空文，一張廢紙！張伯倫所謂費盡心血的斡旋，也只是希特勒圈套中的滑稽笑柄。整個歐洲、整個世界，頓時罵聲連篇，張伯倫顏面掃地，感覺人們咒罵的唾液幾乎要把他淹沒。

一切歷歷在目，他既悔恨又生氣，又心有不甘。

不過，上臺後的邱吉爾並沒有把他一腳踢走，仍將其留任於內閣之中，任命為樞密院議長，並掌管重要的樞密院議長委員會。

結腸癌轉移

下臺後的張伯倫並沒有沉淪，他仍然試圖用自己的忠誠和經驗為英國服務。然而，身體裡暗藏的病魔卻悄悄向他逼近。

慢慢地，張伯倫開始覺得腹部疼痛，尤其下腹部更為明顯，與此同時，他的大便也不像以往那樣通暢，費盡氣力擠出的大便，不但細小，而且布滿鮮紅色的血跡。

張伯倫和家人慌了，立刻請來醫師診治。經過綜合會診和檢查，醫師們認為，張伯倫的腹中長了一個腫塊，必須打開腹腔一探究竟，最好能把那個東西取出，一勞永逸。

已經年逾古稀的張伯倫能接受這樣的大手術嗎？家人模稜兩可，不過老爺子經過反覆思索，最終還是決定放手一搏。

於是，七月的某一天，經過全身麻醉之後，昏迷的張伯倫被抬進外科手術室。外科醫師小心翼翼地切開他的腹部皮膚，分離脂肪層和肌肉層，割開腹膜，暴露出腹腔器官，一絲不苟地探查每一處可疑的病灶，不時還用負壓吸引器抽走阻礙視野的殷紅血液。

突然，醫師在張伯倫的一段結腸中，摸到一個硬硬的腫塊！結合事前X光機拍攝的圖片，無疑，這就是病灶所在。

醫師切開腸子的表皮一看，果然不出所料，是個很大的癌症腫塊——一團噁心的花菜狀肉球，上面布滿混著糞便的血絲，已經侵犯附近許多血管。仔細一探查，手術檯上的人都大為惋惜，原來，結腸周圍的淋巴結都已腫大，很明顯，腫瘤細胞已經向周圍侵蝕，估計也全身轉移了。

無奈之下，醫師只好做「姑息」處理，把帶有腫塊的那一段腸子切掉，把腫塊組織和淋巴結刮下一部分，留作病理檢測，以做最後確診。他們相信，暫時清除病灶會讓病患舒服一段時間，至少大便不會阻塞。

他們一邊搖著頭，一邊把斷開的腸子吻合接好，最後「關腹」，把腹部表皮縫畢。手術終於結束，但病患的前途如何？在場的所有醫師都不抱樂觀態度。他們向家屬交待了病情，為了不刺激張伯倫，人們向他隱瞞真實的病情，說只是良性腫瘤，已被根治切除了。

張伯倫大喜過望，心境也有所改觀。表面上，他的身體「康復」得不錯，之前的症狀大為減輕。經過一段時間的靜養，他終於得以下床活動並打算重返工作崗位。

然而好景不長，到了九月，張伯倫的腹痛再次發作，常常徹夜難眠，與此同時，他的消瘦日漸明顯，茶飯不思，苦不堪言，整個軀體很快變得皮包骨。醫師和家屬都知道怎麼回事，那是癌細胞轉移後繼續侵害、消耗、榨乾他的身體。

張伯倫意識到，他的健康狀況已不允許繼續工作，他已回天乏術。同年九月三十日，他依依不捨辭去保守黨領袖和樞密院議長的職務，回家養病。經過國王和邱吉爾的特批，國家各種文件仍然送給他閱批，使這位政壇名宿能第一時間了解世界局勢，也許，這就是對一位盡心公務的老政治家最後的致意吧。十一月九日，帶著遺憾和傷感，張伯倫在夏菲爾園（Highfield Park）病逝，享年七十一歲。這一天，距離他辭去首相一職，剛好半年！

結腸癌是發生於結腸部位常見的消化道惡性腫瘤，在腸胃道腫瘤發生率名列前茅，其好發部位為直腸及直腸與乙狀結腸交界處，發病多在四十歲以後。據世界流行病學調查發現，結腸癌在北美、西歐、澳大利亞、紐西蘭等地的發病率最高，但在亞、非、中南美等地的發病率則相對較低。

結腸癌的臨床表現隨其病灶大小、所在部位及病理分型而有所不同。不少早期結腸癌病患在臨床上可毫無症狀，但隨著病程的進展和腫塊的不斷增大，可產生一系列常見症狀，諸如大便次數增多、大便帶血和黏液、腹痛、腹瀉或便祕、腸阻塞以及全身乏力、體重減輕和貧血等症狀。

和其他惡性腫瘤一樣，結腸癌的確實發病機理和原因，目前仍在探索中。不過，可以肯定的是，癌症是一種病患個體與外界相互作用的不良產物，與自身體質與年齡有關，和心理因素及外界刺激也有關。

殫精竭慮，種下病因

張伯倫就職首相時已經六十八歲，早就超過退休的年齡，本該在家安度晚年、享受天倫之樂才是。可是，歷史的車輪總會讓這些想建造一番事業的人停不下該停的腳步。

年近古稀的張伯倫面臨的不是一副輕鬆的擔子。

當時的資本主義世界剛結束大蕭條經濟危機，百廢待興。張伯倫擔任財政大臣時，為英國的內政絞盡腦汁，好不容易終於迎來經濟狀況好轉，然而，歐洲卻開始戰雲密布。

此時的大英帝國經過一戰和經濟危機的沉重打擊，本身已喪失百年老店的光環，財政預算捉襟見肘。一位著名評論家宣稱：「對英國而言，贏得或輸掉另一場世界大戰，都會是一切的終結。」此類言論往往被簡單解釋為一戰後的厭戰情緒，事實上卻反映當時英國面臨的危機。

英國仍然攬著「日不落帝國」時代的殖民地，本身的影響力和實力卻如明日黃花。德國人、日本人磨刀霍霍，準備發起新一輪瓜分世界的挑戰，而英國的傳統盟友卻又少又不可靠——法國自身難保、義大利倒向德國、俄羅斯（蘇聯）成為政治意識形態的敵人、美國卻大搞「孤立主義」，既想置身事外，又想從英國身上討便宜，更想把英國的勢力擠掉。

可見，不管是當財政大臣還是首相，年邁的張伯倫都力圖殫精竭慮，他的壓力可想而知。為刺激英國的經濟恢復，也為了應付未來的戰爭，張伯倫提高軍費支出的比例，加快先進武器的研製，為後來英國能扛住德國的打擊奠定基礎，後世卻極少提及。而在當時，工黨竟嘲笑張伯倫是「戰爭販子」。

為化解希特勒的敵意，張伯倫也是費盡心機，拖著老弱之軀三飛德國，多次與大獨裁者「推心置腹」地討價還價，顛簸勞碌，沒有功勞也有苦勞。

然而這一切，等來的不過是希特勒的得寸進尺。到了挪威戰役失敗時，反對黨更把張伯倫塑造成千夫所指的罪人，邱吉爾也為此推波助瀾。在張伯倫下臺前後，一本叫《罪人》（*Guilty Men*）的書面世，直接把他推入萬人唾罵的火坑。從此，歷史課本上對張伯倫的評價總是與姑息、縱容納粹分子的「綏靖主義」（Appeasement）密不可分。

張伯倫一心為國，卻遭此結局，有口難辯，壓抑苦悶，整天只有唉聲嘆氣、愁眉苦臉。

癌症是一類心身相關性的疾病，心理因素直接或間接有致癌作用。據專家統計，大約有三分之一的癌症由「心」而生，而至少有四十％的癌症病患死於心理因素，包括焦慮、壓抑、孤獨、恐懼、絕望、極度悲哀情結等。

理論上，負面情緒能經由神經內分泌機制，對自體免疫機能產生抑制作用，從而影響免疫系統對突變癌細胞的識別和消滅功能。如果人的情緒或其他心理因素長期不好，則會降低體內的免疫功能，進而導致面對癌細胞攻擊時一籌莫展。

古羅馬著名醫師、哲學家蓋倫（Claudius Galenus）在西元二世紀時就談到，憂鬱的婦女易患乳腺癌。這或許是最早的癌症與負面情緒相關的調查結論。

近年，美國一學者曾對八千名癌症病人進行調查，發現其大多數惡性腫瘤的臨床表現都發生在失望、孤獨和其他嚴重打擊與精神壓力頻繁出現的時期。

從張伯倫的個案來看，他很有可能在下臺前已經罹患癌症，當時可能症狀不明顯，到了疲憊不堪、抑鬱無助、煩躁不安的時候，結腸癌便開始瘋狂肆虐起來，導致他在辭職半年後病故。

紳士飲食，難辭其咎

據調查，中國人、日本人等亞洲人士的結腸癌發病率明顯低於歐美人，但移民到歐美的第一代即可見到結腸癌發病率上升，第二代基本接近歐美人的發病率。從流行病學的觀點看，結腸癌的發病和環境、生活習慣、尤其是飲食方式有關。高動物性脂肪、高蛋白質和低纖維的飲食，有可能增加患腸癌的危險。

張伯倫屬於典型的英國紳士，他的飲食習慣對罹患結腸癌，產生助紂為虐的作用。

英國人一般較喜愛的烹飪方式有燴、燒烤、煎和油炸。他們對牛肉又有特別的偏好，如燒烤牛肉、牛肉腰子（牛腎）派等都是名菜。烤牛排更是英國菜中的代表作，由大塊帶油的生牛肉放入烤箱中烤製而成。至於炸魚排、皇家奶油雞等，也是他們眼中的美味。

英式早餐表面豐富、花樣不少，但仔細分析，最常見的不外乎就是肉類與油炸或烘烤：燻肉、煎蛋、炸蘑菇、炸（或烤）番茄、煎肉腸、炸薯條，配上咖啡或茶佐餐。主食一般是炸麵包片（吐司）。據說，炸麵包片非常誘人，專門選用烤製兩天後的麵包，切片後用中火在鍋中加黃油煎炸，出鍋時焦黃酥脆，讓人欲罷不能。

英國人午餐喜歡吃三明治，即麵包片夾豬肉火腿、生菜葉、奶酪、罐頭酸黃瓜等。炸魚、烤馬鈴薯，也是受歡迎的午餐。炸魚多為鰈魚或鱈魚，與炸薯條一起沾著鹽或醋吃，據說其樂無窮。

張伯倫對上述飲食趨之若鶩，還特別喜歡吃烤番茄，即把整顆或半顆番茄烤熟，上塗奶酪，酸甜開胃。煎香腸和烤蘑菇也是他的心頭好，蘑菇烤熟後，搭配的醬汁通常是奶酪，令香味與口感更加豐富。老爺子一生幾乎都離不開這些簡單而口味重的飲食。

綜上所述，傳統英式食物大多與肉類（尤其是牛肉等紅肉）、煎炸、燒烤息息相關，反觀膳食纖維和蔬菜等，卻少得可憐。

其實，碳烤、燻製、醃製的食物及高溫、反覆油炸的烹調方式，都很容易產生致癌物質。過多攝入紅肉，會讓飽和脂肪酸在腸子中蓄積，有可能刺激癌細胞的增生。與之相反，膳食纖維能吸收水分，增加糞便量，稀釋腸內殘留物的濃度，能夠縮短糞便通過大腸的時間，從而減少致癌物質與腸黏膜接觸的機會，所以，膳食纖維不足是結腸癌的發病因素之一。

也許從展開餐巾、拿起刀叉的那一刻起，很多歐美人士就已經和腸癌結下不解的孽緣。當然，張伯倫身患結腸癌，應該是多方面因素的綜合結果。

在現今社會，人們能透過大便潛血化驗及早發現端倪，透過大腸鏡明確診斷，簡單快捷而創傷甚少。可惜，張伯倫的年代，大便潛血化驗並不普及，大腸鏡尚未在醫療界嶄露頭角，於是很多癌症發現時已屬晚期，無法根治了。

首相的歷史功過

張伯倫真的一無是處嗎？「綏靖主義」能概括他的政績嗎？

理性地平心而論，張伯倫看到英國的弱點，明白過早與德國開戰必將遭受更大損失，他的「綏靖主義」從某種程度上說，也是為了拖延時間，讓英國準備得更充分。因為歷史已證明，英國正是在張伯倫的引領下，加快了軍工產業的發展，加緊研發、製造新式武器，尤其是戰鬥機，這些舉措為英國日後在空中贏得「不列顛之戰」打下厚實的基礎。可惜，這一切被《慕尼黑協定》的汙點徹底掩蓋，更被邱吉爾的光環所遮蔽。

張伯倫的最大毛病在於眼界太低，只會用固定眼光看世界、看歐洲、看秩序，他並不知道二十世紀三〇年代的世界根本不是十九世紀的世界，甚至不是第一次世界大戰時的世界。

張伯倫的第二個毛病是不熟悉、不了解希特勒這個根本不按常規出牌、不遵守道義的「元首」，畢竟這樣的痞子政客也是前所未有的。英國傳統紳士的理解能力和習慣思維，在這個戰爭狂人身上完全找不到共鳴。

如果張伯倫看過希特勒還是一介草民時寫下的《我的奮鬥》（*My Struggle*）一書，或許結局會不一樣。

政壇名宿，栽倒在一無賴手上，還被玩得團團轉，難怪他心有不甘，心情鬱悶，半年就去世了。

華盛頓

美國獨立英雄的一口爛牙

一七八一年，北美的戰爭已進入白熱化階段。謀求獨立的北美大陸軍聯合遠道而來的法軍，死死拖住了前來鎮壓的英軍。在戰爭的開始階段，英國人憑藉先進的裝備和良好的訓練，一度讓那些主要由北美農夫組成的民兵節節敗退。

大陸軍總司令喬治・華盛頓（George Washington, 1732.2.22–1799.12.14）並非戰神，他和麾下的大陸軍很像中國秦末楚漢之爭的劉邦和漢軍，屢戰屢敗，屢敗屢戰，在戰場以外卻頗費心思，贏得各路諸侯的相助，同時在戰略上把敵人愈陷愈深，愈拖愈瘦。幾年後，華盛頓的手下已不再是烏合之眾，他還取得外交上的重大突破——獲得法軍的鼎力相助。戰爭勝利的天平不再傾向於英國人，雙方持續拉鋸著。

於是那一年，華盛頓坐鎮費城，美法聯軍揮師維吉尼亞，英國人不甘失敗，一部分兵力死守紐約，另一部分兵力駐防約克鎮，打算互為犄角，待機反撲。那麼，華盛頓如果搶先動手，他的眼睛會先盯住哪裡呢？

這是英軍統帥亨利・柯林頓（Sir Henry Clinton）最關心的事。

牙痛助了一臂之力

夏天的某日，溽暑把帳篷外的士兵蒸烤得喘不過氣來。正在軍營的帳篷中絞盡腦汁後閉目養神，柯林頓忽然被一陣急促的馬蹄聲擾動了神思。

「尊敬的爵士閣下，我們的斥候在前線捕獲了一名北美大陸軍的信使，他身上有一份重要信件！請您過目。」來者興沖沖地跑進柯林頓的帳篷。

柯林頓為之一振，疲倦和煩悶馬上消失得無影無蹤。

來者遞上一個信匣，說：「經過我們的嚴厲審訊，對方供認，這是華盛頓寫給朋友的信！」

柯林頓迫不及待地打開，帶著濃厚的興趣讀下去。只見裡面寫著：「在費城待下去的前景很不妙，我們不久將要動身出發……。請你把刮牙刀和假牙套準備好，我們紐約再見。」

「收信人是誰？」柯林頓好奇地問道。

「是一個叫約翰•格林伍德（John Greenwood）的牙醫，他是華盛頓的好朋友和長期私人醫生，就住在紐約！」

柯林頓頓時心頭一亮，根據這些年和華盛頓打交道的經歷，他早就知道，這位北美統帥的個人生活並不如意，那一口爛牙經常把他折磨得死去活來，據說已經讓醫師拔得零零碎碎所剩無幾了。又據間諜情報，華盛頓換上了假牙，不過時常為不合適的假牙而大動肝火。

「看來，喬治大叔這回要嘛是牙齦發了炎，要嘛是假牙實在做得太糟糕，忍無可忍了吧？」柯林頓主觀地如此認為，心中一陣竊喜。「他的主診醫師在紐約，莫非他此次打算南下紐約，既包圍我軍，順道找醫師看看口腔的情況？」柯林頓愈想愈覺得合情合理，最後一拍大腿。

終於，他放棄了派兵增援約克鎮的計畫，改為增兵紐約，讓約克守軍繼續孤懸在外。守軍司令是康華利（Lord Cornwallis）。

後來的事實證明，柯林頓的判斷完全錯誤。足智多謀的華盛頓索取牙齒清潔工具是假的，信件也是偽造的，這是他精心設計的圈套！而柯林頓像盜書的蔣幹一樣，果然中計。華盛頓只是虛晃一槍，然後便帶領八千北美正規軍和三千民兵，還有八千助陣的法軍，神不知鬼不覺地長途奔襲約克鎮。康華利只有七千人馬，猝不及防，陷入重圍。經過苦戰，這七千英軍主力被壓迫到了山窮水盡的地步，陣地岌岌可危，而柯林頓的救援卻遲遲未到。萬般無奈之下，十月十九日，彈盡糧絕、死傷慘重的康華利部隊只好投降。他的佩劍為華盛頓所得，本人和殘兵敗將也成了俘虜。

英軍主力在約克鎮被全殲，此事震驚西方世界，更把大英帝國內閣的會議廳震得徹夜不寧。這件事直接導致英國人被迫停止在北美的軍事行動，他們慢慢地接受一個現實：北美獨立已無可挽回，華盛頓的力量已無法撲滅。兩年後，隨著《巴黎條約》（Treaty of Paris）的簽署，英國承認北美的獨立。

如此看來，華盛頓糟糕的口腔情況居然在冥冥中助了他一臂之力。問題是，華盛頓的牙齒到底有多麼糟糕？

假牙不戴很煩，戴了更煩

華盛頓自年輕時代就飽嘗牙痛、掉牙的痛苦，這個惡運一直持續到他六十七歲生命終結。他對美洲特產的木瓜非常喜愛，百吃不厭，除了味道因素的考量外，自身牙況惡劣而木瓜肉軟易於咀嚼，也是相當重要的因素。

二十四歲時，他在日記中記載被拔除第一顆牙齒，代價是五先令。此後，他牙齒的頹勢一直沒有被挽回，口腔情況每況愈下。一七八九年，五十七歲的華盛頓宣誓就任第一任美國總統時，嘴巴裡只有一顆屬於他的牙齒。

沒有牙齒，他無法進餐；沒有牙齒，在當時來看也是很不體面的事情。人們會覺得他不講究衛生，可能酗酒、窮困潦倒、不懂自律，而且身體極不健康，甚至被懷疑感染梅毒。

華盛頓並非出身名門望族，不過是父輩有些田產罷了。他是父母十個孩子中的一個，既不是最年長，也不算最年幼，得不到父母的格外重視。由於經濟不寬裕，家裡沒有錢資助他前往歐洲留學，成了他一生的遺憾。成年後的華盛頓只在北美的英國殖民地當起民兵低階軍官，並不屬於英國正規軍，儘管華盛頓當時奢望自己能成為宗主國正式編制內軍官，並努力協同英軍作戰，對抗法軍和印第安人，但他的願望依舊遙不可及，這一度讓他飲恨。

二十歲時，華盛頓開始時來運轉，長兄的去世原本是家庭悲劇，不過他繼承了長兄的家產，也就是父親的維農山莊（Mount Vernon）全部田產和奴隸。再往後，他結識年輕而富有的寡婦瑪莎（Martha）並與之完婚，於是，順理成章共享妻子的巨額財產，再加上本家的資產，搖身一變成為維吉尼亞名列前茅的紳士、地主、富豪。

後來的故事，稍有歷史常識的人都非常熟悉，毋需贅述。可見，華盛頓的社會經歷和地位，決定了他必須是一個愛面子的人，不可能以掉牙示人，否則，不管是當紳士、當總司令，抑或總統，這樣難看的尊容實在無法立威服眾。

站在今天的角度看，當時的牙科發展才剛興起，牙科醫師剛從理髮師的行列裡分化出來而已。然而，以華盛頓的社會地位和殷厚家底，他得到當時第一流的牙科服務是必然的。

今天，有兩副華盛頓專用的假牙存世。第一副收藏在美國紐約醫學會（New York Academy of Medicine），這是一副只有下顎的假牙（請參見第五頁彩圖）。整體看，此物呈現象牙黃色，牙托位置還刻有精美的文字。它剩下的六顆假牙，看起來顏色已經改變，且大小不怎麼匹配，兩個小洞顯示假牙使用後的明顯脫落，看來它做得不是很牢固，用來固定牙槽的彈簧也早已不翼而飛。在左邊，赫然有一個巨大的洞，這是華盛頓最後一顆牙齒的位置，牙醫特意為它保留安身之所。這副假牙為上文提及的牙醫格林伍德所製。可惜，一七九六年，僅存的真牙也無可奈何花落去，華盛頓把它贈給格林伍德做留念，格林伍德將其收藏在鏈錶的玻璃蓋中。

假牙必須是私人訂製的，而華盛頓的另一副假牙則保存在維農山莊的博物館中（請參見第五頁彩圖）。這套假牙比較完整，包括了上下顎，材料非常複雜，主體成分的牙齒來自牛齒、馬齒、象牙，有些部位用鉛、銀、黃銅製成，有點聳人聽聞的是，有部分牙齒居然來自人類！初看這幅假牙，許多來訪者都被上顎正中的一排碩大板牙嚇住了，這顯然來自動物而經打磨縮小的義齒，怎麼看都彆扭，難道華盛頓的嘴巴有那麼大？說來也難怪，那時候還沒有金屬鑄牙和陶瓷製牙的技術，醫師只能就地取材，華盛頓也只好將就將就了。

戴上假牙遠非一了百了，可以高枕無憂，定期修理和頻繁清潔也是必須的。

關於華盛頓的傳說，有兩個最容易讓小學生記住，第一個是砍倒櫻桃樹，向父親主動認錯，表現這位開國元勳的誠實；第二個便是華盛頓用木頭自製假牙，這個故事大概是想表達美國「國父」艱苦樸素的創業精神和心靈手巧，也為了顯示他無私地犧牲個人的健康，忍受痛苦，努力奮鬥。

事實果然如此嗎？近年來，第一個故事的真實性已經被廣泛質疑，至於第二個，以目前的實物來看，也並無證據。華盛頓的假牙並沒有木頭成分，為什麼有人傳言他用木頭製作假牙呢？原來，主要源於視覺上的誤判。

華盛頓的假牙大多用動物牙齒做成，有些部位還用動物骨頭鑲嵌固定，這些物料上面其實布滿肉眼難以發現的細微紋理，而華盛頓本人喜歡喝一種顏色很深的馬德拉酒（Madeira Wine），長此以往，那些附著在紋理上的酒精汙垢會腐蝕假牙，導致假牙顏色加深變黃，看起來就像木頭的顏色，直接誤導了觀察者。

假牙與牙痛，書信中喋喋不休的主題

一七九八年，華盛頓去世前一年，牙醫格林伍德在收到一副要求修理的假牙時，回信告訴華盛頓定期清潔、檢查的重要性。格林伍德說：「您從費城寄來的那副假牙太黑了，您的美酒把上面所有光澤都帶走了。」信件的末尾，大概覺得清潔困難，格林伍德像今人一樣，加了一個滑稽的「P.S.」附言，補充道：「先生，這次我不得不多收您十五美金。」

華盛頓假牙上還裝著人類牙齒，多少有點駭人聽聞。不過在當時，商人收購牙齒以供給牙醫是很常見的事情。戰爭期間，有不少大膽者在年輕屍體的嘴裡搜拔牙齒斂財。文獻記載，華盛頓曾花了一百二十二先令，從黑人奴隸那兒購買九顆人齒，遠遠低於市價，因為那些奴隸很有可能本身就是他任意支配的財產。甚至有傳說稱，華盛頓是直接敲落奴隸的牙齒，強行「購買」的。

關於華盛頓假牙上人類牙齒的來源，歷史檔案沒有詳盡記載，給了好事者足夠的想像空間。目前的檢測技術也無法證明上面的人類義齒到底是不是屬於黑人奴隸。不過有兩點是肯定的，一是，華盛頓本人的確是一個不折不扣的蓄奴地主，他試圖支配這些奴隸的一生，他從未放棄這些會說話的「財產」，為了買賣，他甚至不惜把他們拆得家庭破碎、妻離子散。他在這方面的人權意識，完全不值得今人肯定，甚至可說是其一生的最大汙點。二是，華盛頓本人有意識地保留脫落的舊齒，想著有一天可以將它們鑲嵌到假牙托上。

在維農山莊一個鎖著的書桌抽屜內保留了這幾顆脫落的牙齒。在一七八二年聖誕節的一封信中，華盛頓對他的遠房表親兼莊園管家隆德・華盛頓（Lund Washington）提出要求，希望他把牙齒包起來寄給他。他寫著：「在我書房桌子的抽屜裡，你會發現兩顆（前）牙。我懇求你仔細包裹，並密封起來，放在你下一封寄給我的信件中。我肯定把它們放在那兒，或者放在同一張桌子的隱密櫃子裡。」

如果我們今天能檢測博物館人類假牙上的DNA，或許能證明這些牙齒是否屬於華盛頓本人。

他一生的信件和日記中經常提到牙齒的疼痛、脫落或拔除，還有牙齦紅腫發炎、假牙的不合適、不舒適，以及許多其他牙科疾病。支付牙醫費用，和購買牙刷、假牙、牙痛藥物事宜，以及清潔牙齒的辦法，也經常出現在信件、日記中，貫穿他的一生。

華盛頓給人一貫的印象是不苟言笑、不善言辭，甚至有人記載他脾氣暴躁。他的傳世肖像總是給人一副略顯陰沉的表情。這是否真實呢？是否另有內因？

隨著華盛頓肖像畫的公開，許多藝術家和密切觀察者開始注意到華盛頓面貌的重大變化。從那些作品中，華盛頓的肖像似乎都顯示出他的下巴和嘴巴在遭受折磨。

如果不戴假牙，嘴巴會完全癟下，說話時更容易牙縫漏風，這會嚴重影響他的形象。但是戴上假牙，尤其是那些用動物板牙製作的器材，結果又如何？

華盛頓非常清楚，不合適的假牙對他的外表同樣造成負面的影響。

他曾經寫信給牙醫格林伍德，希望假牙有所改進，因為目前這套「至少會使嘴唇活動更加費力，因為嘴唇已經被假牙撐得太辛苦了」。他的戰友和同事注意到這位沉默寡言的總統微笑或大笑是多麼的罕見，有時說話時還發出奇怪的「嘶嘶」聲。大家都知道，這是假牙造成的，太大的假牙會讓他在過度說話和大笑時被吐出。為了避免尷尬，總統只好盡量「閉嘴」，惡性循環反而使他變得更孤僻。

在那個年代，製造一副合適的假牙絕非易事。

一七九六年三月，華盛頓寫信給後半生倚重的格林伍德，抱怨人工義齒導致「口中很不舒服，使得嘴唇腫脹」，而且「牙齒用久了逐漸鬆動」。格林伍德在當時已是嫻熟的牙醫，並帶了徒弟給後人傳授技藝，他在華盛頓生命的旅途中扮演著重要的角色，可惜，他的作品仍無法盡善盡美。而華盛頓腫脹的嘴唇，被當時的畫家忠實地記錄下來（請參見第四頁彩圖）。

一七九七年，華盛頓再次寫信給格林伍德，話題仍是抱怨假牙不合適，它「已經太大、太突出了，使上下嘴唇凸出，好像腫起來了」。在一七九八年十二月底的一封信中，華盛頓又抱怨說，他收到一組新的假牙，說它們「掛在牙齦之外」，「把嘴唇頂到鼻子底下」。此時，他的壽命只剩下一年。

終其一生，牙痛、掉牙、牙齦發炎、牙齦腫脹、假牙不適，都是他在信件中喋喋不休的主題。

華盛頓的假牙不僅在吃飯和說話時很難用，清潔維護也絕非簡單，這些假牙往往很容易弄髒，需要經常用蠟油和一些天然白堊、滑石粉，乃至松脂混合物清洗，甚至要浸泡在特殊的溶液中。

為了維護一個富有的土地擁有者、將軍、總統和傑出政治家的形象，華盛頓哪怕是滿腹經綸，也只好裝出矜持的態度，少說少笑了。

華盛頓的牙齒如此糟糕，是否因為他不關注口腔衛生而導致呢？

早期的口腔保健意識

在博物館中，除了假牙，我們還能看見華盛頓用過的牙刷、牙粉盒子以及刮牙刀。這些器械非常精美，在當時已是頂尖設備，可見華盛頓對牙齒和口腔的重視。

它使用的牙刷雖然是銀質的手柄，但毛刷部位和現代的基本一致，除此之外，華盛頓還使用銀質的刮牙刀和刮舌器，用以清除牙垢、舌苔，保持口腔乾淨。這些小物件和現今的門診壓舌板有幾分相似，只是窄一些而長一些。就其設計初衷和理念來說，倒是有不少合理成分。

華盛頓時代還沒有牙膏問世，他是使用牙粉作為清潔劑，博物館中也展示了他的牙粉盒，可見他的保健意識不可謂不強。

那麼，這些牙粉是否有效呢？

華盛頓的牙齒粉是用浮石、硼砂、植物根莖和藥草製成的，有時還加用燒焦的麵包和菸草灰。不幸的是，有些粉末其實很粗糙，多用反而會破壞牙釉質。華盛頓可能使用了草藥或香樹脂或沒藥[1]作為漱口水。鹽、酒或醋有時也加到水中漱口。

不管東方還是西方，人類很早就關注牙齒健康，可能與牙齒破壞造成的痛苦和不便非常有關。研究者就發現，西元前三千年左右的古埃及木乃伊，生前都患有牙齦膿腫！很多古人三、四十歲就已被脫齒困擾。中國唐朝先賢韓愈就是其中之一，他是大文學家，又在政府機構任要職，按理說生活水準不低，可是他三十來歲時就開始遭遇「齒搖」的尷尬，牙齒一顆一顆提前棄他而去，儼然未老先衰。不過，中國至晚在南北朝時期已經有牙刷的記載，按照文字記錄，這些器械的設計理念和現今很相似，只是材料不同，多用植物枝條，頂端打扁，沾上藥物使用。

二十世紀五〇年代末在明朝定陵（北京昌平）出土的神宗萬曆皇帝及皇后的遺物中，考古人員也發現了牙刷。不過，萬曆帝后儘管養尊處優，但頭骨的牙齒上依然被發現有很多問題。明史專家曹國慶在著作《萬曆皇帝大傳》中，記錄了萬曆的口腔疾病情形：「他的牙齒就很糟糕，患有齲齒、牙周病和氟牙症等多種牙科疾病。齲齒使他的唇左側根尖牙槽骨部，發生牙髓壞疽所引起的根尖病灶，在牙齦部形成瘻孔。嚴重的牙周病則使他的牙齒過早脫落，臨死前上下顎已缺失九顆牙齒。由於左上顎臼齒生前早期缺失未作修復，便養成只用右側咀嚼的習慣，而左側長期失去咀嚼功能，又導致顎骨發育不良，面部凹陷而左右兩側不對稱，很不雅觀。」萬曆皇帝去世時還不到六十歲。

明朝醫書關於牙粉的處方，主要包括五倍子、細辛、青鹽、龍腦等防腐收斂劑，也有羊脛骨灰等摩擦劑，及沉香、白檀等香料，刷牙的建議時間是早晚二次。

古代埃及人早在一千七百多年前就懂得刷牙。奧地利國家圖書館有一張古埃及莎草紙，描述了一種「用來亮白牙齒的完美粉末」，這些粉末經唾液稀釋後，就變成「清潔牙齒的膏狀物」。根據這份文件的翻譯，該粉末的成分為一克的岩鹽和鳶尾花、兩克的薄荷和六十粒胡椒，把這些碾碎混合即可。

古希臘人曾用白葡萄酒、茴香子和沒藥來漱口，以消除口腔異味。古羅馬學者塞爾薩斯

（Aulus Cornelius Celsus）曾著書記載，用無刺激液體漱口，在潰瘍面上撒明礬和五倍子粉末可促進癒合。

阿拉伯中世紀著名的醫師阿維森納（Avicenna）著有《醫典》，其中的牙科內容十分豐富，有關於牙齒解剖的記載，也有用海泡石、燒過的雄鹿角、鹽及燒過的蛇皮磨成粉，製成牙齒清潔膏的內容。

華盛頓使用的牙粉，估計成分與這些東西大同小異。而站在現今的角度看，它們的清潔功能其實相當有限！

華盛頓為什麼會那麼早、那麼快失去牙齒？齲齒和牙周疾病是導致牙齒脫落的首要原因。齲齒俗稱蛀牙，指牙齒因細菌活動而造成分解的現象。口腔細菌代謝糖類後會產生能腐蝕牙齒的酸性物質。齲齒症狀包含牙齒變色、牙痛與進食困難，併發症包含牙齒周圍組織發炎、牙齒喪失與牙齦膿腫。由於人類的牙釉質無法再生，清潔不佳、表面損壞的齲齒容易讓牙菌長驅直入，最終侵犯到牙髓。而牙髓腔幾近封閉空間，一旦被感染，很難用藥物治療，更何況抗生素是第一次世界大戰後才發明使用，對古人來說，爛掉、脫落幾乎無可避免。

牙齒損耗也與飲食習慣關係密切，長期食入硬度大、酸性強的食物和飲料，會導致牙齒脫落的風險增加，因為酸性強的食物會加重牙齒的腐蝕。

十九世紀早期，西方人更加重視牙齒健康，牙粉的成分漸漸標準化，主要成分是肥皂（粉狀）、天然碳酸鈣（粉狀）、糖精鈉、薄荷油、肉桂油、冬青油。華盛頓去世一百年之後，美國的牙膏配方已進化成這樣：肥皂（粉狀）、天然碳酸鈣（粉狀）、甘油、澱粉、黃耆樹膠粉、糖精鈉、香精。然而，這些還遠遠不足。

據文獻記載，二十世紀四〇年代起，牙膏工業得到長足進展，一方面是新的摩擦劑、保溼劑、增稠劑和表面活性劑的開發和應用，使牙膏產品品質不斷升級換代；另一方面，牙膏還從普通的潔齒功能發展為添加藥物，成為防治牙病的口腔衛生用品，最突出的是加氟牙膏，使齲齒發病率大大減少。二戰剛結束，美國就在牙膏中添加氟化亞錫，研製出世界第一支加氟牙膏。氟化物在牙齒表面形成結晶化良好且較抗酸的「氟化磷灰石」，能抵抗細菌對牙齒的酸蝕，達到預防蛀牙的效果。其後，科學家在牙膏中又添加葉綠素等藥物，更能進一步防治口腔疾病。

還原真實的華盛頓

一七九九年十二月中旬，隆冬時節，辭去總統職務、隱居鄉村的華盛頓已六十七歲了。他繼續莊園主的生活，沒有聽從家人勸告，冒著大風雪騎馬巡視種植物，那可是自己的財產啊！結果回家不久，就感冒發燒了。

看似尋常的小病卻很快惡化，華盛頓呼吸困難、咽喉腫痛，醫師趕緊應診，按照當時的流行治療方法給他放血，足足放了二千到三千毫升左右的鮮血！現今看來，這種愚昧的措施直接導致華盛頓失血過多，加上年老體弱，病情迅即雪上加霜，十二月十四日，一代偉人撒手人寰。後世研究者稱，華盛頓首先出現的症狀提示他得了會厭炎。會厭是位於舌頭後面的一塊軟骨，華盛頓患有此處的炎症，推測與糟糕的口腔環境有關。發炎牙齦（被假牙撐傷）

加上不合適假牙，本身就是細菌的五星級飯店。

教科書上講，華盛頓辭去總統職務，顯示出他的偉大人格。

那麼，他真的是淡泊名利嗎？

許多同時代的人和歷史學家都認為，華盛頓不斷出現的口腔問題，大大削弱了他的說話能力、交際能力和當總統的願望。他對自己的外表和舉止總是敏感的，無疑是自我意識到他的假牙和口腔疾病造成了重大麻煩，比起處理政務，這是更大的挑戰。此外，據說他的暴躁脾氣和牙痛造成的心煩意亂有關。

華盛頓不是林肯，他畢生都在使役黑奴，他的黑奴甚至不堪壓迫而選擇逃亡。直到臨終時才考慮釋放他們，但有一個條件，就是要等他的妻子去世之後。

如同砍伐櫻桃樹的故事一樣，木製假牙也不過是個美好的神話，華盛頓也是凡人，也有歷史的局限性，更遠非完人，而破除那些刻意製造的神話、還原一個真實的華盛頓，並無損他的光輝形象。

註釋

1．沒藥又稱末藥，學名 Commiphora molmol，在東方是一種活血、化瘀、止痛、健胃的藥材，產地在古代阿拉伯及東非一帶。

直擊戰場外更大規模的殺戮

麥克阿瑟

一百年前，法國，聖米耶勒（Saint-Mihiel）。炮火連天，硝煙滾滾。一場戰鬥不知道什麼時候拉開序幕。

美軍士兵謹慎地從戰壕中爬出，冒著德軍的槍彈匍匐前進。德軍裝備的重機槍掃射出彈雨，讓他們無法抬頭。這時，幾發炮彈在美軍士兵身邊爆炸，「轟隆」幾聲，彈片爆裂飛濺，當場把幾個士兵炸得頭破血流，甚至支離破碎。

當天是一九一八年九月十二日。美軍早已登陸歐洲大陸，參加對「同盟國」的戰爭，要與英法聯軍並肩作戰。不過，此時美軍的軍事技術尚未起飛，他們沒有鋼盔，只戴著布質的奔尼帽（boonie hat），與裝備精良的德軍形成鮮明的對比。

這種情況下，美軍只能用勇敢彌補裝備的落後。

無畏的將軍

在大家被德軍壓制得畏縮不前時，忽然，一個陌生的身影出現在眾人身旁，他動作嫻熟，手持步槍，時而射擊，時而身子緊貼地面，勇往直前地靠近敵人。雖然他穿著普通軍服，但幾乎沒有人認出他是誰。

「你見過這個人嗎？」

「沒呢，看，他還別著手槍呢，可能是個當官的！」士兵們議論紛紛。

「當官的也上第一線嗎？」

「士兵們！聽從我的指揮，跟我衝鋒！我是八十四旅旅長道格拉斯・麥克阿瑟准將！衝！殺掉德國鬼子！」說罷，他一個魚躍，向前滑進一個彈坑裡面。敵人的槍彈紛紛向他覆蓋過來。這時，麥克阿瑟縮緊身子，利用吸引住敵人的間隙，靈活地指揮步兵們趁機以最快的速度突破敵人的防線。

士兵們萬萬沒有料到長官居然親臨火線，紛紛受到鼓舞，於是把生死置於度外，雖然不斷有人倒下，仍一鼓作氣地撲了過去，占領了德軍的陣地。

戰後，現場到處是陣亡的官兵，慘不忍睹。這時才有倖存者意識到旅長不知哪兒去了。那個彈坑之中，麥克阿瑟頹然躺著，微微地發抖。大夥都慌了神。這樣級別的軍官，有三長兩短怎麼辦？

旅長受傷了嗎？士兵們趕緊圍上去。可是，麥克阿瑟渾身上下一處傷口都沒有，難道是被炮擊震傷了內臟？

這時，幾名救護兵抬著擔架急急忙忙跑了過來。

「旅長發著高燒呢。他已經病了好幾天！」他們道出真相。此時，帶病衝鋒的旅長早已精疲力盡，發熱、寒顫又開始折磨他，苦不堪言，整個身體彷彿不再屬於他了。

救護隊員用擔架小心翼翼地把半昏半醒的麥克阿瑟抬走。他們在一片泥濘中跌跌撞撞地步行，周邊霧氣重重，煙塵漫漫。也許，只有在戰場的烈焰中，麥克阿瑟體內飆升的腎上腺素和多巴胺，才足以支撐他身先士卒地撲滅敵人的氣焰。戰場上的炮聲槍聲，彷彿是使他振奮的樂曲。

那一天，沒有任何人會預料到旅長出現在戰場上，更不會想到他還帶頭衝鋒，因為之前有消息說旅長病倒了，虛弱得幾乎站不起來。

這時，一位坦克旅的旅長剛好路過此地，與救護隊迎面相碰。他便是喬治・巴頓（George Smith Patton Jr.）上校。巴頓一眼認出擔架上躺著的是西點軍校的學長，而且學長軍服上有個彈孔，是被機關槍子彈穿透的。問明情況後，巴頓大為感慨。

德軍不甘心失敗，躲在遠處發射炮彈。當一發炮彈在他們身邊爆炸，塵土撲面而來時，巴頓本能地向後退了一步。「別害怕，上校。」麥克阿瑟忽然張開眼，幽默地說：「你是聽不到打中你的那發子彈的。」巴頓後來在信中告訴他的家人，說麥克阿瑟是「我見過最勇敢的人」。而這一天，麥克阿瑟在戰場上的表現為他贏得了第五枚銀星勳章。

這兩位旅長在第一次世界大戰中惺惺相惜。二十多年後，他們又在二戰中大放異彩。後來，巴頓官拜四星上將，而麥克阿瑟則是五星上將。歷史上，美國西點軍校可謂群星閃耀，人才輩出。另一位校友——五星上將艾森豪（Dwight David Eisenhower），甚至當上美國總統。然而，這些人的經歷在麥克阿瑟面前都相形見絀。

道格拉斯・麥克阿瑟（Douglas MacArthur, 1880.1.26-1964.4.5），美國著名軍事將領，由於美國最高的軍銜為五星上將，因此華人常稱其為「麥克阿瑟元帥」，簡稱「麥帥」。生於軍人世家，麥克阿瑟十九歲考入西點軍校，是個超級「學霸」，畢業成績九十八・四三分，該紀錄至今無人能打破！第一次世界大戰時，他擔任過四十二師參謀長，後任八十四旅旅長。麥克阿瑟技術精通，精力旺盛，是當時最年輕獲得准將軍銜的人。戰後不久，年僅三十九歲的麥克阿瑟成為西點軍校創校以來最年輕的校長。十一年後，他以五十歲的年齡擔任美國陸軍參謀長，成為美國歷史上最年輕的參謀長。二戰中，麥克阿瑟是太平洋戰區盟軍的主要指揮官之一，為打敗法西斯立下不朽功勳。

一九一八年末，麥克阿瑟發燒並不是個別案例。在交戰雙方的隊伍中，像這樣的病人多如牛毛。因為，此時的美洲和歐洲正被一場毫不遜色於戰爭的瘟疫籠罩著！十月，美軍儘管在戰場上艱難取勝，但部隊減員異常嚴重，受傷陣亡的其實不算特別多，多的是那些染病倒下的人，特徵就是發燒、全身痠痛、精神萎靡，部分人有感冒症狀。許多人倒下後，就無法再起來了。

最終，麥克阿瑟僥倖躲過槍林彈雨，更躲過傳染病的沉重一擊。也許後者的威脅性更大，畢竟，進入二十世紀後，美軍高級將領的陣亡率一直都很低。

大瘟疫橫掃全球，哀鴻遍野

一九一八年，世界大戰依然打得不可開交。雙方仍處在白熱化的交戰狀態。這是人類歷史上第一次規模最大的流血衝突。歐洲血流成河，斷垣殘壁中醞釀著社會的急劇動盪。

然而誰也不曾想到，禍不單行，一場人類歷史上最致命的傳染病同時席捲全球。據統計，當時世界十七億人口中，約十億人受到不同程度的影響，約二千至五千萬人死亡，而一戰中的死亡人數也不過一千萬左右！一九一八年秋季爆發的，正是其死亡率最高的一波。僅十月分就有二十萬美國人死去。當年，美國人平均壽命驟減十二年！

而在歐洲，經歷四年之久的慘烈自相殘殺後，人們盼望著和平寧靜的生活。然而就在此刻，一場更大規模的災難，使得一戰的硝煙幽靈自慚形穢。

一九一八年三月十一日午餐前，美國堪薩斯州芬斯頓（Funston）軍營的一位士兵感到發燒、喉嚨疼和頭痛，去部隊的醫院看病，醫師認為他患了普通的感冒。然而，接下來的情況出人意料：到了中午，一百多名士兵都出現相似的症狀。幾天之後，這個軍營裡已經有五百名以上這樣的「感冒」病患。

之後幾個月裡，美國各地都出現這種嚴重「感冒」的蹤影。在世界大戰尚未結束時，軍方很少有人注意到這個瘟疫的爆發，儘管它幾乎傳遍了整個美國的軍營。一場最可怕的瘟疫悄然降臨到世間。

隨著美軍加入歐洲戰場，這種如影隨形的重「感冒」也迅速登陸。不久，疾病傳到西班牙，總共造成約八百萬西班牙人患病。九月，瘟疫又轉而出現在美國波士頓。十月，美國境內重「感冒」的死亡率竟達到創紀錄的五％。戰爭中軍隊大規模的調動，為該瘟疫的傳播火上澆油。當時有人甚至懷疑這場疾病是德國人精心策劃的「細菌戰」，或者「毒氣戰」。

在美國和歐洲許多地方，商店關閉，校園停課，人心惶惶。更恐怖的是，無人認領的屍首居然曝屍數日，因為人們擔心接觸屍體會立刻染病，這在文明社會簡直不可想像。他們彷彿一夜之間回到數百年前黑死病橫掃一切的恐怖年代。殯葬馬車穿行在街上，呼喚活著的人走出家門，帶走親人的遺體。有軌電車沒有乘客，學校、歌舞廳、電影院中毫無燈光，游泳池和保齡球館等公共設施更是空無一人，到處如同死城。許多地方由於缺乏棺木，屍體被裹著毛毯草草下葬。白天滿街出殯，夜晚救護車穿梭其間。阿拉斯加的原住民部落居然出現整村整村的集體死亡。瘟疫全球蔓延，在臺灣，約有四萬人死於這場瘟疫流行。

倖存者回憶，美國費城醫院的院子裡擺滿一排又一排的病患，比起難民營有過之而無不及，他們身子蜷成一團，痛苦地躺著。無論多厚的毛毯都無法讓他們感到暖和。很多人渾身是血，可怕而怪異。這些血不是外傷所致，大部分是鼻血。有些人還咳血，另一些人是耳朵出血。

史料記載，有的人咳嗽異常劇烈，死後屍體解剖顯示，劇咳甚至導致他們的腹肌和肋軟骨撕裂。很多人受發燒折磨而胡言亂語，幾乎所有尚能交流的人都抱怨頭痛欲裂，就像有人在他們眼睛後方拚命將一根楔子敲進腦袋似的。他們還覺得全身關節劇痛無比，似乎連骨頭都快要痛斷了。

死神步步逼近，病患們瘋狂地喘息，只為苟延殘喘，他們嘴裡吐出血色的液沫，最後死於窒息。醫師解剖屍體時發現，本該鮮嫩的肺臟如同肝臟切面一般，暗紅又腫脹，還充滿紅色的渾濁液體。一些人皮膚顏色出現異常，有些唇邊或指尖發青，還有少數人渾身發黑，以至於根本無法分辨出他到底是白人還是黑人，他們看上去幾乎就是黑色的。一名護士日後被惡夢苦苦糾纏，她記得「停屍房內的屍體像薪柴堆一樣，從地板一直堆放到天花板」。

大瘟疫更讓一戰中你死我活的交戰雙方沒辦法繼續打下去。士兵們的槍械已成了拐杖，未戰先倒。許多人不再死於對方的武器，而是在疾病的偷襲下喪生。

這個瘟疫，就是我們今天常說的流感！一九一八年那次流感破壞力極大，以至今日仍讓很多人心有餘悸。

這次流感呈現了一個相當奇怪的特徵。以往的流感總是容易殺死年老體衰的人和兒童，而這次，二十歲到四十歲的青壯年成為死神追逐的主要目標。

在全球肆虐了十八個月之後，大流感悄然隱退。許多國家的屍體早已堆積如山，無數人家破人亡、妻離子散。然而病魔不曾死亡，它只是潛入地下，就像殘留在樹根處燃燒的林火，慢慢變化，伺機死灰復燃、捲土重來。

流感病毒的龐大家族

流感，全稱是流行性感冒。也許有人覺得，不就是區區一個「感冒」嗎？有何能耐？有什麼值得大驚小怪的？誰沒有感冒過呢？

但正是這不起眼的小毛病，釀成了人類歷史上最慘重的災難之一。人的一生可能患過很多次普通感冒，俗稱「傷風」，多由鼻病毒引起，出現打噴嚏、鼻塞、流鼻涕等症狀，大約七天痊癒，極少引起流行。流感與普通感冒是完全不同的，它由流感病毒引起，是較嚴重的急性呼吸道傳染病。潛伏期短，傳染性強，傳播迅速。一般突然發病，出現全身明顯不適，合併高燒（多攝氏三十九度以上）、畏寒、頭痛、乏力、肌肉痠痛、咽喉痛、乾咳等，體弱者會發生併發症（如肺炎）而死亡。一旦爆發，往往一大片人都會倒下。

流感是一種古老的疾病。翻開人類傳染病流行史，早在西元前四世紀就有類似流行性感冒發生的記載，出現在古希臘時代「醫學之父」希波克拉底斯（Hippocrates）的著作中。到了一六五八年，義大利威尼斯城的一次流感大流行，便有六萬人死亡。驚恐的人們認為這是上帝的懲罰，是行星帶來的惡運所致，所以將這種病命名「influenza」，意即「魔鬼」。今天，雖然科學已經證明流感病毒是罪魁禍首，但這個名稱一直沿用至今。

經過多年的潛心研究，科學家初步揭開「一九一八年大流感」的神祕面紗。根據當年死者遺骸上的標本檢驗，二〇〇五年美國公布的報告稱，一九一八年至一九一九年肆虐全球的凶手是Ａ型 **H1N1** 型流感病毒，其本身就是一種傳染給人的禽流感病毒，該病毒亞型與近年在亞太地區流行的禽流感 **H5N1** 病毒擁有同樣的基因變異。

每年冬、春季節，流感病毒的不同後代總是在全球各個角落劫掠一番，只是程度大小差異而已。

二〇一八年四月初，香港衛生署衛生防護中心宣布，持續了十二個星期的冬季流感季節結束。這季流感主要流行的病毒為Ｂ型流感，兒童相對會較易受侵襲，期間共錄得五七〇件成人嚴重流感病例，有三八二人死亡；十八歲以下的兒童，則有二十件嚴重病例，二人死亡。

不管是禽流感、人流感，還是豬流感，都是流感病毒作的孽。流感病毒同時是一個子嗣繁多的龐大家族。

根據病毒核蛋白的差異，科學家將流感病毒分為A、B、C三大類型。A型流感病毒是三種類型當中最為凶悍殘忍，也是影響最為惡劣的，是當之無愧的流感界江湖大佬。它的變異及進化速度之快、多變偽裝之奇、感染性和致死性之強、傳播速度之速，都讓B型和C型望塵莫及，因此成為人類歷史上歷次大流感的主要幕後黑手，也是病毒研究者的主攻對象。

而A型流感本身就派系林立，通常，人們把常在豬群中發病的流感稱為「豬流感」，常在禽類中發病的稱為「禽流感」，而人類常患的季節性流感稱為「人流感」。有些病毒可以從野生動物傳給家畜、家禽等，從而又在雞、鴨、豬等身上廣泛傳播，甚至可以直接傳染人。在這個過程中，病毒基因不斷地整合、不斷地翻新，於是產生許許多多不同的病原體品種，子子孫孫樣貌各異，可謂千變萬化，讓人類無所適從，疫苗也只能預防過去出現的品種，對未來改頭換面的新品種仍是束手無策。

今天，人類已經發明專門針對流感病毒的藥物，如奧司他韋[1]可以有效殺滅病毒，但病毒在死亡之前造成的人體損傷，則可大可小，千萬不能掉以輕心。

一百年前，面對流感的進攻，人類暫時束手無策。因此，麥克阿瑟不死，除了靠自身的體質和抵抗力，最後靠的還是運氣。

終結戰爭的另一隻手

瘟疫從來都是軍隊的大敵，有時候比真正的戰場對手更可怕。由於軍隊的頻繁移動性和人員密集性，再加上衛生條件、後勤保障水準欠佳，歷史上許多著名將領在瘟疫傳播面前都曾歷經「滑鐵盧」。

據說，一八一二年拿破崙大軍東征俄國的時候，軍隊爆發斑疹傷寒，加上天寒地凍，部隊戰鬥力急劇下降，六十萬大軍最後所剩無幾，間接導致拿破崙的衰亡。

中國歷史上這類例子更比比皆是，最著名的莫過於赤壁之戰。長期以來，受小說和民間傳說影響，老百姓常把戰果歸功於諸葛亮、周瑜等人的英明，其實，天時、地利、人和，才是決定戰爭勝負的關鍵因素。曹操恰恰在天時、地利方面犯了大忌，這就是瘟疫的流行！

據《三國志・武帝紀》記載：「公（曹操）至赤壁，與備戰，不利。於是大疫，吏士多死者，乃引軍還。」

《三國志・先主傳》則記載：「先主（劉備）遣諸葛亮自結於孫權，權遣周瑜、程普等水軍數萬，與先主并力，與曹公戰於赤壁，大破之，焚其舟船。先主與吳軍水陸並進，追至南郡，時又疾疫，北軍多死，曹軍引歸。」

《三國志・吳主傳》也說：「瑜、普為左右督，各領萬人，與備俱進，遇於赤壁，大破曹公。公燒其餘船引退，士卒饑疲，死者大半，備、瑜等復追至南郡，曹公遂北還。」

看來，除了誤判對手、指揮失誤，疫病的大範圍流行，也是造成曹軍失敗的重要因素。而曹操燒毀全部戰船，一方面是因為不能讓對手獲得遺留下的戰略物資，另一方面也是想藉由火燒撲滅瘟疫。

到了一九一八年時，交戰雙方都已經精疲力盡。

美國在一九一七年參戰，並選擇與英、法為伍時，儘管有資源豐富，經濟發達，潛力巨大的優勢，但本身的軍事力量仍稍顯不足。然而，從本土帶來的流感傳播，卻具有相當的破壞力和殺傷力。不僅讓其國內民眾、戰場士兵和盟友遭受沉重打擊，也讓敵方——同盟國軍隊遭遇慘重損失。以德國為首的同盟國，經濟上早已山窮水盡，他們損失不起，最終，資源消耗殆盡的德國，自覺窮途末路，不得不在法國前線放下武器。奇怪的是，戰爭結束那一刻，並沒有任何一支外國軍隊攻入德國境內。

可以說，流感大流行間接導致第一次世界大戰的停戰，成為壓死德國的最後一根稻草。有鑑於一戰時的慘痛教訓，美軍升級了軍隊醫療管理系統，並且，隨著經濟高速增長，其醫療水準，特別是戰地救治水準，得到長足的發展。二戰中，美軍便很少爆發大規模的瘟疫。

一九三七年從陸軍退役的麥克阿瑟，在二戰中重新被徵召入伍，後來擔任太平洋戰區總司令，他的才華得以最大程度地發揮，逐漸到達其個人職業軍事生涯的巔峰。那時，他早已年逾花甲，不能直面槍林彈雨，親臨火線，卻喜歡戴著墨鏡和菲律賓的元帥帽，叼著玉米芯做成的菸斗，在記者面前擺拍新聞照片，而那身後的背景，經常是戰火硝煙和緊張的行軍士兵。不知道在他艱難戰勝日本的那一刻，是否想起一九一八年時帶病上陣的情景呢？

註釋

1．奧司他韋（Oseltamivir），商品名 Tamiflu，即克流感膠囊。

哈定總統

總統套命案的陰謀論

一九二三年八月二日，傍晚的美國舊金山市沉浸在一片祥和的夕陽中。那時候，美國人已經開始習慣熱鬧的夜生活，在這樣一個繁華而現代化程度急劇提高的社會，傍晚，只是市民生活的另一場序幕。

市中心的皇宮酒店（Palace Hotel）八樓八〇六四房略顯神祕，這套房的規格比一般的客房大，裝修也頗為講究，大門外的走廊不時有穿著整齊、眼神警惕的人員來回走動，他們身上藏著手槍。一般客人是不允許登上八樓的，至少這段時間如此。只有那些顯貴、政要，才能小心翼翼地接近這間套房。

不過人們不必過於恐慌，因為裡面住的不是黑幫大佬，而是第二十九任美國總統。這個夏天，五十八歲的沃倫・蓋瑪利爾・哈定（Warren Gamaliel Harding, 1865.11.2-1923.8.2）正如火如荼地展開他的「理解之旅」（Voyage of Understanding）。他跨越多個州區，甚至飛到遙遠的阿拉斯加，成為第一個踏足此地的美國總統。顯然，除了宣傳政策、接近民眾之外，也有為下一屆總統競選造勢的意圖。

他風塵僕僕轉到舊金山，疲憊是理所當然的，何況這位總統的體質本身就不大好，一路顛簸、水土不服，再加上進行不少絞盡腦汁的演說，精疲力盡的他才剛從「食物中毒」、「腸胃不適」和「肺炎」中緩解過來。

猝死的美國總統

東部時間晚上七點，哈定總統伸了個懶腰，愜意地坐在床邊聽夫人佛羅倫斯（Florence Harding）講《週末郵報》（Weekend Post）上的趣事。這一期，報紙沒有一如既往對總統品頭論足或指桑罵槐，反倒是說起他的優點，比如為人謙和、文質彬彬等。幾個月來，被政府醜聞燒得焦頭爛額的總統先生，總算可以稍稍喘口氣。雖然一直有人懷疑總統徇私枉法，但目前的證據顯示，政府官員的貪腐與總統本人無關，儘管這些人都是總統直接提拔、安插的親信。

「今天的報紙還說得不錯，那些討厭的記者似乎暫時閉嘴了。好，親愛的，你繼續說。」哈定雖然有倦意，但興致勃勃。

佛羅倫斯年長丈夫五歲，多年來，她一直悉心照料這位特殊的弟弟，不管是家庭生活還政壇角逐，她都充當賢內助的角色。這次難得的「理解之旅」，她也是費盡心機。

此刻，她拿起報紙正準備繼續為丈夫讀下去，忽然，她發現哈定的臉部閃現一陣恐怖的抽搐，雙目翻起白眼，隨後呆呆地凝視著天花板一動也不動，靜止得可怕。就在一剎那間，他身子一歪，倒在床上不省人事。

「沃倫！沃倫！」佛羅倫斯驚恐萬分，失聲尖叫起來，雙手用力拍打丈夫，彷彿想把丈夫從深淵裡拉回來似的。

總統套房一側住著兩位值班護士，聽到夫人的慌張求救聲，趕忙撞門而入。在總統身旁，他們驚呆了，只見哈定總統臉上全無血色，嘴唇紫紺，四肢僵直，儼然一具屍體。這個時候，牆上的鐘顯示：七點二十分。

在當時的情況下，醫護人員能做的，也就是給病人氧氣面罩，並拍打他的胸背。可惜，哈定對這一切毫無反應，他的靈魂其實已經悄悄棄他而去。夫人和護士僅僅守著一個無助的軀殼。

碰巧的是，哈定兩位私人醫師都沒有第一時間在場參與救治，因為誰也沒想到總統會在傍晚時分被潛伏的病魔一口吞噬。索亞（Charles E. Sawyer），哈定的密友兼私人醫師之一，事發時人在餐廳，這是一位「順勢療法」（Homeopathy）的醫師，沒有資料顯示他接受過良好的急救訓練。

第一位衝進總統套房的官員是商務部部長胡佛（Herbert Clark Hoover），哈定政府的重要成員，日後擔任第三十一任美國總統。他對眼前的危局自然是無能為力，只好吩咐下屬盡最大可能趕快找到醫師。

當醫師們姍姍來遲到達現場時，一切都晚了。他們查看總統的身體，結果顯示脈搏停止，心率為零，雙側瞳孔散大，皮膚發涼，生命跡象消失殆盡。

即使他們第一時間趕到，以當時的醫學知識和救治方式，要想從死神嘴裡把哈定搶回來，成功機率恐怕也是微乎其微！

七點三十分，醫務人員悲哀地宣布：哈定總統不幸去世。

那個晚上，舊金山依舊燈火輝煌，老百姓從容地過著日常生活，下班回家享受天倫之樂，或在街上閒逛，或在工作崗位值班，全然不知道皇宮酒店發生的恐怖一幕。不過，歷史證明，這位總統對美國歷史的影響畢竟太小，他的生與死，只不過是歷史波瀾上的一朵很不起眼的浪花，以至於他的暴亡，僅僅具有新聞「八卦」價值！

第二天，索亞作為突發事件的發言人，向新聞媒體宣布：總統死於腦中風！在他的眼中，只有中風才能具備如此迅猛的奪命強度，符合當時人們對醫學的普遍認知水準。

總統另一位「御醫」布恩（Joel T. Boone），對此卻心存疑惑，他建議總統夫人同意對哈定進行病理解剖，找出具體哪個器官出問題。布恩只是醫師，或許他不會考慮政治因素，站在他的角度，他只關心醫學原因。

然而，佛羅倫斯拒絕布恩的驗屍建議，她堅決要求盡快把哈定入殮，送回華盛頓舉行葬禮。她沒有想到，這個決定日後為自己的名聲製造了不少麻煩，儘管一年後她也撒手人寰。總統懸而未決的死因成了千古之謎，而圍繞著它，無數居心叵測的陰謀論即將甚囂塵上。

真相，永遠只能接近

哈定真的死於腦中風嗎？這個結論很快引起醫療界的質疑。

總統出事前並沒有明顯的頭暈症狀，也沒有肢體乏力或癱瘓的跡象，這是當年人們心中的疑問。當然，這還不是最重要的。

目前的臨床資料和醫學知識告訴我們，在這樣短短幾秒鐘到幾分鐘內奪去病患生命的，只有心臟問題的嫌疑最大！至於外傷導致的突然死亡（如直接破壞腦部），則另作他論。

如果是中風（包括腦梗塞和腦出血），病患從發病到死亡會歷經一段時間，幾十分鐘到幾天不等，而且發生最初多數會伴隨一些其他神經系統症狀，一般而言，醫師都能或多或少有時間參與救治。像哈定這樣毫無徵兆地猝死，不給醫護人員留下任何搶救機會，幾乎不可能是腦部因素。

只有心臟突然停止跳動，才能導致病患猝死。為什麼心臟會停跳？原來，心臟也是有微細電流活動的，這在科學實驗中已被證實，它是心臟有效收縮的基礎，只是電流極其細微，我們無法察覺而已。

在病變到某種程度時，心臟的電活動會嚴重異常，呈現紊亂而無效的放電波形，醫學術語稱為「心室顫動」（ventricular fibrilation, VF），此時，心臟實際上處於停止工作狀態，只是局部肌肉在顫抖而已，就像人死前無意識抽搐似的。大家在影片上看到醫師搶救病患時，用去顫器電擊患者，就是利用機器放電的原理，把室顫電流強行轉為正常心跳電流，使得病患獲得生存的機會。

可惜，哈定時代，醫學家和科學家還沒有發明去顫器，即便今天，去顫器也只是普及到醫院（包括救護車）、機場、大型酒店等公眾場所，一般家庭裡還很難做到隨手可及。

心臟停止跳動，直接導致腦部供血停止，而腦細胞的缺血耐受時間只有四分鐘左右，四分鐘後，它們將不可逆轉地壞死，到時哪怕是心臟再度復跳，腦部功能也無法恢復，病患將成為植物人。可見，搶救的時間是如何的珍貴，區區幾秒鐘，或許就決定病患的下半輩子！

危機四伏的心臟病

和很多猝死病患一樣，哈定死前既沒有徵兆，也沒有嚴重的慢性疾病病史，或者更準確地說，不知道自己存在慢性疾病，這是體內定時炸彈。

其實，只要仔細翻查史料，我們也能發現哈定身體存在不穩定因素的端倪，只是當時無人重視，或出於誤診，或出於醫學知識的局限性。

哈定在六月開始進行各地大巡迴，期間已有胸悶不適的記錄，甚至出現過胸部壓迫性悶脹，暗示他可能患有冠狀動脈心臟病（簡稱冠心病，coronary heart disease），即血管存在狹窄甚至閉塞的情況。然而，哈定的御醫們沒有正視這個問題，哈定本人更是心存僥倖。

在各地巡迴過程中，哈定還發作過「腹部不適」，索亞醫師認為，這是總統吃了不乾淨的海鮮所致，診斷為「腸胃炎」。從另一個角度看，有些冠心病病患的心絞痛不完全發生在左側胸部，特別是心臟下壁缺血時，不適的位置會陰錯陽差地出現在上腹部，這時最容易誤診和漏診。當初哈定的腹部不適與心臟是否有關，尚不能排除。

透過檢查，醫師布恩已經察覺到哈定的心臟邊界似乎比正常人擴大，這又提示病患可能患有慢性心肌缺血，導致心臟擴大，這是心肌細胞長期供氧不足的後果。但是，當時的醫師也許只聯想到心臟擴大與病人患有高血壓病有關。據記載，哈定患有高血壓病，這對於一個五十多歲的白種人而言，太常見了。而更可怕的還在後頭。

根據文獻記載，哈定經常失眠，有人把這個問題歸咎於他年輕時就患有的「神經官能症」，但只要認真查閱，醫師們一定會大吃一驚，因為哈定睡覺時常常喘息，需要用幾個枕頭墊高起來半臥著方能入睡。這就是心臟衰竭的表現。病患經由自發的處置方式，把身體位置放高，減少下肢迴流到心臟的血流量，進而減少肺部的血量，讓喘息的症狀得到緩解。哈定的兩位主要私人醫師都不是心臟科醫師，自然不會據此提高警覺。

綜上所述，哈定的心臟早已存在慢性病變，危機四伏而渾然不知。

很多冠心病病患的胸部不適不一定非常嚴重，有的人甚至沒有明顯胸痛表現，造成他們長期耽誤就診的時機，長此以往，心臟的血管愈來愈狹窄，直到慢性閉塞，通常發現時，已經堵塞得非常嚴重，心臟肌肉也由於長期「營養不良」，早已變形，收縮能力衰退，回天乏力了。這是無數慘痛案例留給人們的教訓。

七月二十六日，哈定在巡迴之餘突然興致大發，想打高爾夫球。他約了一些密友，試圖大顯身手。不過，令他大失所望的是，自己的體力完全不在狀態中，草草打了幾杆就累得氣喘吁吁，結果敗興而歸。

哈定認為這是旅途勞累所致，以為休息一下即能恢復元氣。然而，從事後的悲劇分析，這可能是哈定心臟收縮功能受損，導致運動耐量下降。

七月三十日，哈定開始發燒和咳嗽，體溫達到攝氏三十八・八度，索亞對他進行檢查，聽診肺部發現有水泡音，他診斷總統患上肺炎，此時，他也開始懷疑總統心臟有衰竭的跡象，於是除了處理退燒外，還給總統使用強心針劑。第二天，哈定奇蹟般好轉，不但退燒，而且醫師聽診發現水泡音減少了很多。眾人紛紛大喜過望，但是，他們不知道，肺炎的治療是不可能在一天之內完全讓水泡音消失的，哪怕今天有先進的抗生素，如此神奇療效恐怕還是空中樓閣，退燒亦然，畢竟肺部炎症滲出的消退需要一段時間。但是，心臟衰竭引起的肺部水泡音，的確可以在有效藥物支持下短時間消滅的！這提示，哈定可能只是得了上呼吸道感染，但感染導致心功能急劇下降，重要的病不在肺，而在心！

索亞自以為勞苦功高，殊不知，強心針也不是百用無忌的，哈定的暴死，不能說與此完全無關。

哈定總統死於冠心病、急性心肌梗塞的可能性最大，也就是在下午七點的那一刻，他的心臟血管完全中斷了血流，導致心臟發生室顫，繼而停止跳動。也有可能是，心肌梗塞發生在幾天前，碰巧醫師給他注射的是洋地黃類的強心針，試圖糾正心臟衰竭，只因他們不知道，在急性心肌梗塞發生二十四小時內，心臟的電活動極其不穩定，此時使用強心針不僅讓受損的心肌涸澤而漁，還會干擾心臟正常的電活動。

哈定這段時間的診治記錄，居然沒有留下任何心電圖報告，也就是說，醫師們根本沒有考慮過他得冠心病、心絞痛或心肌梗塞的可能。

今天，我們畢竟不能當「事後諸葛亮」，過分指責哈定身邊的御醫都是庸碌無能的傢伙，醫學突飛猛進的發展也就是二戰結束後七十年的事。不過，哈定身邊的私人醫師似乎專業性不夠強，這倒是值得後人借鑑的。

要命的「勞累之旅」

如果哈定知道自己心臟有毛病，那麼他最需要做的是什麼？戒菸？少吃油膩的食物？都不是，那些都只是預防階段的措施，一旦罹患心臟病，病人首先要做的是好好休息！讓身體靜養，也就是讓心臟靜養。但是，可憐的哈定卻反其道而行。

「理解之旅」從六月開始，跨越許多州，行程長達一萬五千多英里，那個年頭航空技術剛剛起步，總統既要乘坐飛機，還要坐船、坐汽車、坐火車，何況還要表現出親民姿態。別說一個年近花甲的人，就是年輕人也不一定吃得消。

有的記者發現，總統的嘴唇缺乏血色而且浮腫，眼袋臃腫垂吊著，一副無精打采的模樣。他的疲態，從裡到外，已經讓旁人盡收眼底。然而，哈定卻停不下來。

他抽空遊覽黃石國家自然公園，還逛了其他的自然保護區，有些路段甚至要騎馬通過，為此他不得不忍受痔瘡復發的煎熬，妻子笑稱他愈來愈像個印第安人。為了取樂，哈定甚至在夜間通宵和密友打牌。

七月四日，哈定展開為期四天的阿拉斯加之旅，之後還順便訪問加拿大的溫哥華，並沿途面對數以千計的民眾多次演講。七月二十七日，已經精疲力盡的哈定在華盛頓大學演說時，洋相百出，先是他把阿拉斯加說成內布拉斯加，接著失手把講稿丟在地上，在試圖撿起來的時候，身子踉踉蹌蹌，勉強扶著桌子才能保持平衡。顯然，總統先生的身心已經疲憊到了極點，生命其實也到了強弩之末。

在心臟出狀況時，哈定的「理解之旅」變成了「勞累之旅」，出意外只是早晚的事了。

在意識突然喪失那一刻，哈定夫人如果能像現在的人那樣給患者實施胸外按壓，哪怕動作不正確，也許還能為丈夫爭取一線生機，可惜那時的人們缺乏這種意識，更沒有接受過這樣的教育和培訓。

當初，哈定夫人拒絕醫師給丈夫驗屍，也許是出於保護索亞等醫師聲譽的需要，因為一旦驗屍報告未發現腦中風，這些做為總統健康顧問的醫師即刻名譽掃地。

不過，正是由於她的上述要求，同時加上急於讓丈夫入殮，增加了哈定之死的陰謀色彩。夫人死後，有人寫書稱，正是夫人下毒把總統至於死地！

聲望排名敬陪末座

哈定之死的陰謀論，和他本人一系列不光彩的形象有關。

哈定出身於俄亥俄州馬里昂市（Marion）的普通家庭，家底並不殷實，半工半讀，靠著辦報刊，靠著在刊物上宣傳共和黨人的主張而步入政壇。他當過州參議員、副州長、聯邦參議員，從政經驗不算資淺，起碼比目前的川普（Donald Trump）要可靠一些。

不過，他的學識和政治素養遠遠不能讓世人豎起拇指。據說，他的演說措辭總是錯漏百出，很多時候甚至自創詞彙，有時完全詞不達意、不知所云。曾有文人這樣評論他的稿子：「他寫的英語是我所遇過最糟的英語。它讓我想起一團溼海綿；它讓我想起晾衣繩上掛著的破衣爛衫；它讓我想起發了霉的豆瓣湯、大學裡的吵嚷、一群瘋狗白痴般的徹夜狂吠。它是如此之壞，以至滲透著一絲威嚴。它拖拖拉拉地爬出眾人唾罵的萬丈深淵，然後瘋瘋癲癲地爬向優雅華麗的最高峰頂。它咕咕噥噥、結結巴巴；它胡言亂語、亂七八糟；它單調無趣、破爛不堪。」

二十世紀的美國總統人才濟濟，卓越者無不具備優秀的演講才華，這也使得民眾習慣性期待。而哈定這方面的能力，大概只能與魯莽的小布希（George Walker Bush）並駕齊驅了。

哈定死後，不知道是否幸災樂禍，有位詩人居然這樣說：「所有的男人、女人、兒童中，唯一一位寫一句簡單陳述句就要附帶七個錯誤語法的人死了。」

然而哈定更多時候只是扮演政客的角色，他的參選其實只是共和黨的無奈之舉，他的勝出也只是利用民眾的保守意識，以及對上一屆政府的不滿情緒。這位總統任用的親信在政府內部貪汙腐敗，已是「司馬昭之心，路人皆知」。更糟糕的是，總統的緋聞眾多，情婦若隱若現，甚至傳出有私生子女，難怪當時民眾對他的印象並不好。

的確，才能平庸的哈定無法革除美國的社會弊端，更無法阻止美國滑向「大蕭條」（Great Depression）的惡運。六年之後，席捲資本主義世界的經濟災難，同樣在美國肆虐，而時任總統，曾是哈定心腹的胡佛，卻讓這場災難雪上加霜。

美國總統中讓人緬懷的前幾名，其塑像都雕刻在崇山峻嶺之上；不過，美國人心目中的總統聲望也有倒數的排名，而哈定先生，很遺憾，據說就經常出現在倒數的前幾名中。

愛因斯坦
天才腹中的定時炸彈

一九五五年四月十二日，星期二晚上。

一位年逾古稀的老人正坐在美國紐澤西州普林斯頓（Princeton）的一間公寓內。收到以色列的邀請，做為傑出猶太人的他正在構思一篇紀念以色列建國七週年的演說。他沒有讓祕書代筆，而是在燈下默默思索，手中不斷轉動著筆頭。

就在他感到靈感即將出現的時候，忽然，一陣劇烈的腹痛向他襲來。這種痛覺似曾相識，但此刻比以前更加來勢洶洶，似乎右上腹更明顯，而且腹痛居然還放射到後背。老人不得不放下手中的筆，痛苦地躺下，蜷縮成一團。

當晚，他沒有打擾任何人，希望疼痛能自討沒趣地自然離他遠去，然而第二天上午，腹痛愈演愈烈，甚至導致噁心，差點嘔吐出來。為此，他不得不打電話叫來醫師朋友。

訪者聞訊而來，一聽說老人再發劇烈腹痛，馬上預感到什麼，他們對老人的病史瞭若指掌，不敢怠慢，一邊給他吃止痛鎮靜的藥物，一邊聯繫醫院。但是，老人對住院比較抗拒，連連搖頭。

當我要離去時，請讓我離去

異常發生不久，紐約康乃爾醫療中心首席外科醫師法蘭克・格林（Frank Glenn）被請到老人家裡，進行會診。

日後格林難以忘懷地回憶：「我到了他家，這是一位世界上最偉大的科學家，已經七十六歲了，依舊思路清晰。我仔細檢查他的腹部，發現腹中有腫塊，似乎從裡面膨出來，輕輕一按，病人即痛苦不堪。我不敢冒險再摸，病灶就在那兒。我知道，他舊病復發了。」

格林建議老人盡快再次接受手術，把腹腔打開！老人狐疑的眼神微微掃了格林一下，臉上居然露出一絲淡淡的笑意。

「我不做了，我受不了那折騰……我怕。上次就很疼了。」

「只是手術時有點痛，熬過去之後，您又能繼續做喜歡做的事情，您的健康是全世界人的焦點啊！」格林脫口而出，其實內心還是在猶豫，因為他要推薦的手術方式和六年前的完全不同。

老人固執地擺手、搖頭，雖然他依舊覺得疼痛難忍。格林為難至極，只好詳細向老人解釋，說他的手術是根治性的，不是以前那樣的姑息療法。他比劃著，說打開腹腔後，會把有病變的血管剪掉，換上一段移植血管，穩當地縫上，日後出事的機會將大大減少。手術成功的話，老人將過上和正常人一樣的生活。

「如果失敗呢？」老人冒昧地笑問。

「那……有可能死亡，或者需要第三次開腹。」格林頓時後背滲出冷汗。他心裡明白，這種手術還是新興事物，設想是很簡單的，但具體操作卻困難重重、危機四伏，之前全世界只有為數不多的幾個病人接受過，有的術後出現縫合口滲漏，最終去世，有的在手術檯上當場就不行了，畢竟腹部那條大血管的血流壓力很大，稍有不慎，就如山洪爆發般地噴血，誰都阻止不了，病人會頃刻間失血過多而死。

「請您再仔細考慮考慮。倘若放任不管，裡面的血管將爆裂，到時您會失去寶貴的生命！您是大科學家，最相信科學的力量。醫學，尤其是外科醫學，正是科學前進的指標！」格林不厭其煩地建議。

「不，我只相信自然的力量，該來的總會來，該走的總會走。我已經活得夠長的了，我早就厭倦疲憊、忙碌的生活，讓我靜靜地休息，永遠安靜下來，不好嗎？為什麼還要面對難熬的手術？」

最後，老人意味深長地說了一段一生中最後的肺腑之言：「當我要離去的時候，請讓我離去，一味地延長生命是毫無意義的。我已經完成該做的事，現在是該離去的時候了，我要優雅地離去。」

四月十五日，為了不給家人造成負擔和麻煩，老人終於同意住進普林斯頓大學醫院，但對於手術，他仍然搖頭。家人從各地趕來，而老人僅接受止痛、鎮靜治療，於是，醫師對他使用嗎啡注射。在當時，這是超強的止痛藥了。昏昏沉沉中，老人慢慢地與人間告別。

四月十八日凌晨一點十五分，護士發現彌留的老人使勁地深吸了兩口氣，隨後便失去生命跡象。

去世當天，老人的遺體被病理學家認真地解剖，他腹部的疾病得到確診：腹主動脈瘤破裂。縫合好之後，遵照遺囑，身體其他部分隨即被火化。包括他的兒子在內，只有十二人在場參與了簡單的悼念儀式。火化後，骨灰全都灑在附近的德拉瓦河（Delaware River）中。

這位固執而超脫的老人正是愛因斯坦。

亞伯特•愛因斯坦（Albert Einstein, 1879.3.14-1955.4.18）是二十世紀最著名的物理學家之一，創立現代物理學兩大支柱之一的「相對論」，在科學、哲學領域具有重大影響力。因為對理論物理的突出貢獻，特別是發現了光電效應，他榮獲一九二一年諾貝爾物理學獎，被譽為「現代物理學之父」。因此，「愛因斯坦」幾乎是天才的同義詞！

愛因斯坦同時具有優異的音樂天賦，儘管並沒有接受過系統性的訓練，但他仍學會了演奏小提琴。他的心得是：「興趣是最好的老師。」有人評價他的演奏：「很傑出，並顯示卓越的洞察力。」

晚年的愛因斯坦定居美國，繼續發揮餘熱。

一九四九年，第一次手術後，愛因斯坦大概已經覺察自己的生命即將走到盡頭。次年，他深思熟慮之後，把一向喜愛有加的小提琴轉贈給愛孫，同時把大量手稿贈給以色列希伯來大學（Hebrew University），希望其代為保管。同時，他公開宣稱，拒絕將他在美國普林斯頓的最後居所改建為博物館，不希望後人對他頂禮膜拜。

儘管如此，時至今日，依然有許多人對愛因斯坦持有深深的敬意，不知道這是不是他願意接受的。更匪夷所思的是，愛因斯坦並非完全屍骨無存，與他生前竭盡全力要讓自己消失得無影無蹤的心願背道而馳，倘若泉下有知，不知道他是哭笑不得，還是氣得拍案而起。

那麼，愛因斯坦究竟得了什麼病？

腹主動脈瘤的來龍去脈

時間倒退到一九四八年秋天。

當時六十九歲的愛因斯坦因上腹部疼痛向醫師求診。多年來，他一直遭受上腹部疼痛的折磨，牽扯到腰背部，通常持續兩、三天，還經常伴有噁心、嘔吐。這些惱人的病痛通常每隔三、四個月就發作一次。

「請問您的疼痛部位在什麼地方？」家庭醫師按部就班地發問。

「在這，有時候右上腹比較明顯。」愛因斯坦拉開衣服，一一指出。

醫師讓他小心躺下，隨即掀起他的衣服，仔細觀察他的腹部。右上腹痛、間斷性發作、有時伴隨噁心和嘔吐，最常見的診斷是慢性膽囊炎，而且發病率的確很高。醫師一開始也是這樣推斷的，但是，當他按壓病患的右上腹，並讓病患深吸氣屏息時，預料中的腹痛並未出現。

醫師皺起眉頭。莫非另有疑難雜症？

愛因斯坦的病史不少，但和腹痛相關的似乎又不多，他除了喜歡用菸斗抽菸外，並無太多陋習。就體型而言，他雖然有點超重，但還不至於肥胖。醫師問了他很多問題，可惜有價值的訊息不多。

正在一籌莫展地體檢時，醫師忽然留意到，愛因斯坦腹部中央有一個搏動性腫塊，似乎蠢蠢欲動。他趕緊拿起聽診器往上面輕輕一放，湊上耳朵細聽，一陣陣「呼哧呼哧」的雜音清晰而響亮地傳來！

「啊！主動脈瘤！」醫師倒吸了一口冷氣，心想好險，差點漏診了這樣嚴重的疾病。他趕緊建議愛因斯坦住院並接受詳細檢查。

當時的影像學主要還是X光檢查，但醫療界對主動脈瘤這樣的疾病已經不陌生了。愛因斯坦的診斷果然如此，而且是腹主動脈瘤！

所謂「動脈瘤」並不是動脈長腫瘤的意思，更不是癌症，就現代醫學觀點看，並非絕症，關鍵在於醫師的技術、手術的材料而已。

我們人體的主動脈是全身最大、最重要的血管，好比大樹的主幹，它從心臟的左心室伸展出來，承載著心臟噴出的全部新鮮動脈血液。人體其他器官的血液供應依賴於相應的動脈，這些下一級的動脈正是主動脈的分支。主動脈從心臟剛伸出時，呈上升的姿勢，即「升主動脈」，當它分出支援頸部、腦部的分支後，便開始向下走行，即「降主動脈」（在胸部則為「胸主動脈」，在腹部就是「腹主動脈」），直到最後，它分成兩條髂動脈支援我們的下肢。任何一個地方，理論上都有可能發生動脈瘤。

主動脈瘤的病根在血管的肌肉層內，由於各種原因，病患血管肌層變薄或者變質，導致血管壁脆弱不堪，在壓力的衝擊下，血管局部膨脹起來，就像一個氣球，在破裂前或輕微膨脹時未必有症狀，但會愈撐愈大，動脈瘤壁也就愈來愈薄。到一定程度，它就會像氣球一樣爆裂了。破裂後很凶險，血流迸射到腹腔中，可能一分鐘就有一、兩千毫升的血，死亡率在七〇％以上。哪怕及時送到醫院，搶救的成功率也不高。

典型的腹主動脈瘤是一個向側面和前後搏動的膨脹性腫塊，約五〇％的病患伴有血管雜音。最重要的特徵是肚臍周圍或上中腹部有膨脹性搏動的腫塊，除非病患過於肥胖，一般均可觸及，有壓痛及細震顫，還可聽到血管噴射的雜音。

腹主動脈瘤病患有時無症狀，因為其他原因進行檢查而偶然被發現。像愛因斯坦第一次發現時那樣，估計還沒有破裂，否則以當時的醫療條件，他很快就撒手人寰了。當然，腫瘤撐開到一定程度，有些病患會像愛因斯坦一樣感覺腹痛，但這種痛楚通常沒有明確的定位，且容易合併腰背部的放射痛，與愛因斯坦的情況一致。

關於腹主動脈瘤的最早歷史紀錄，是在西元二世紀的古羅馬，當年已有醫師考慮用手術辦法切除或結紮脹大的血管瘤。然而，當時連麻醉藥都遠遠未發明出來，這樣大的手術又從何談起？手術治療的嘗試直到一九二三年才宣告成功。那一年，麥塔斯（Rudolph Matas）進行第一次成功的主動脈瘤結紮術。手術雖然成功，但病患並未解除痛苦，原因是這種方式並不可靠，只能暫時阻止腫瘤膨脹而已，且裡面出現滲漏的機會也很多。不久，醫師們就發明聚乙烯玻璃紙包裹病變主動脈的技術，當時的觀點認為玻璃紙可導致血管壁局部纖維化，且能限制動脈瘤的生長。

當愛因斯坦第一次被診斷腹主動脈瘤時，醫師就建議他開腹探查，必要時實施聚乙烯玻璃紙包裹術。愛因斯坦欣然答應。

他的主刀醫師叫尼森（Rudolph Nissen），同樣是猶太人，同樣來自德國，同樣因為受到納粹主義的衝擊才前往美國發展，經歷和愛因斯坦如出一轍。在當時，他以果斷、勇敢、技術嫻熟著稱，不過，他是胸外科的醫師，原本胸部器官的修復才是他的專長。愛因斯坦選擇這位「老鄉」，也肯定是看中他的過人之處。日後，尼森以食道修補術聞名於世，當然這是後話。

一九四八年十二月某日，愛因斯坦靜靜地躺在手術檯上接受全身麻醉。尼森切開腹壁，一層一層地分開腹部組織，一絲不苟地探查他的腹腔，果然，在推開腸子之後，一段淺紅色的大血管赫然出現在眼前，這正是巨大的血管瘤，看似即將破裂，如果不及時處理，後果不堪設想。於是，尼森用事先準備好、略帶黃色的聚乙烯玻璃紙把動脈瘤前壁（占全部面積的三分之二左右）嚴密地包裹起來，留下後壁沒有處理，因為當時的理論認為觸碰後壁非常危險，會導致併發症，尼森不敢越雷池半步。這天距離聚乙烯玻璃紙第一次被用於血管手術，不過五年而已。

手術成功了，尼森將愛因斯坦的腹腔清潔乾淨，把腹壁縫合好，終於長長舒了一口氣。大科學家命不該絕，術後恢復不錯，一月十三日，他順利出院。二月底，他重返工作崗位，只是開始處於半退休的狀態了。

愛因斯坦身上的「定時炸彈」被暫時關閉了，但畢竟沒有徹底清除掉。聚乙烯玻璃紙的包裹術只讓他多活了五年多，因為，這還不是最有效的方法。

一九五〇年代，真正的突破來自於動脈瘤的外科修復。一九五一年二月二十六日，有醫師從左髂總靜脈處分離出一部分，將其移植、縫合到一個五十五歲病患的腹主動脈上，取代原先的病變部位。

到了愛因斯坦再次發病的時候，醫師也是建議他接受開腹手術並移植血管，但愛因斯坦拒絕了。他認為，魔鬼對人類生活中所享受的一切都給予了懲罰。還諷刺地說，要嘛我們的健康受到損害，要嘛我們的靈魂受到損害。

也許，在那一刻，他想到自己的科學理論引導人類發明了原子彈，這種可怕的武器雖然提前結束第二次世界大戰，卻為戰後的全球醞釀著更大的災難和不安。難道他因此覺得愧疚？

一九五五年四月，愛因斯坦動脈瘤破裂，終於告別這個精彩卻充滿爭議的世界。病理學家打開他遺體的腹腔，果然發現腹主動脈瘤附近的聚乙烯玻璃紙依然還在，而且確實導致瘤體表層的部分纖維化，但這樣的力度不足以完全阻止瘤體的繼續擴張，因為血流依然存在，而且愈來愈快。當時的人們還沒有意識到除了外科技術之外，內科藥物控制血壓、減少血流對瘤體的衝擊，也是極其重要的！

動脈瘤為何降臨？

為什麼愛因斯坦會得這種疾病呢？

他死後不久，就有醫學家提出他患有梅毒性血管炎的可能，這種疾病有可能導致動脈瘤的形成。梅毒性主動脈瘤，顧名思義，是由梅毒螺旋體侵入人體後引起的血管病變，原來，這種病原體除了在表皮興風作浪之外，在人體的多處組織都能留下惡劣的犯罪痕跡。

愛因斯坦一生的感情生活既波折又豐富多彩，但坊間一直傳說他有多位情婦和多名私生子女，甚至有人提出他是「性欲超強者」。基於這種傳聞，醫學家懷疑他由於性濫交而患上梅毒，並非空穴來風。

不過，愛因斯坦的病歷中從來都沒有出現過梅毒的診斷，所以梅毒性動脈瘤是否存在，似乎永遠是個謎。

也有一類叫「馬凡氏症候群」（Marfan syndrome）的病患，他們患動脈瘤的機率頗高。這是一種遺傳性結締組織疾病，根源在於負責編碼原纖蛋白的基因出了問題，導致支撐血管壁的原纖蛋白發生異常，因而動脈壁變得異常的脆弱和單薄。病患的特徵為四肢、手指、腳趾細長不勻稱，身高明顯超出常人，俗稱「蜘蛛人」。

愛因斯坦的身高和體型與常人無異，應該不屬於這種範疇。

近年來，人們普遍相信，愛因斯塔的抽菸嗜好是患上動脈瘤的重要原因。一項研究發現，吸菸者比不吸菸者患腹主動脈瘤的可能性高七・六倍。動脈瘤的患病率和瘤體大小，均與吸菸量密切相關。可能，正是菸草燃燒後出現的尼古丁等有害物質對血管壁的慢性侵蝕作用，參與了動脈瘤的形成。

眾所周知，愛因斯坦這位偉大的科學家數十年如一日地握著菸斗，不是為了拍照擺酷，而是深深地被菸癮控制住了。

愛因斯坦的醫師嚴令他戒菸，但他只是偶爾服從。在短暫的禁菸期間，朋友們送給他菸草作禮物時，愛因斯坦會打開聞一聞香氣，保持克制，然後轉送給別人。但愛因斯坦最終還是屈服於所鍾愛的惡習，以及那壓倒性誘惑。為此，他後來經常求助於朋友們的菸草救濟。

在醫師的吸菸禁令下，愛因斯坦身上無法攜帶菸草，當他走到普林斯頓高級研究院時（自一九三三年以來，他一直工作於此），往往留意到草地上隨處可見丟棄的菸頭，他便一一拾起，集腋成裘，塞進菸斗中燃燒，又繼續享受吞雲吐霧。為了撿到更多的廢菸頭和菸草，他甚至改變路線，專程沿著街道走去，因為街道上能發現更多的廢棄菸頭。

一九四八年那次手術後，愛因斯坦順利離開醫院時的照片顯示他坐在車上，手中又是拿著一個菸斗，神態得意。不久之後，愛因斯坦成為蒙特婁菸斗俱樂部的終生會員，並寫信給總統，稱：「用菸斗抽菸有助於在我們在事務中做出冷靜和客觀的判斷。」

死後的大腦餘波

愛因斯坦的身體並沒有完全消失，儘管他的家人當時以為他被徹底火化了。

一九五五年四月十八日，愛因斯坦在普林斯頓大學醫院去世。當時四十二歲的托馬斯・哈維（Thomas Harvey）是普林斯頓大學的病理學家，和愛因斯坦雖然只有一面之緣，卻碰巧成了他的解剖醫師。哈維剖開愛因斯坦的遺體，逐一檢查器官，秤重並描述其外觀，因為全球媒體都想盡快了解這位偉大科學家的死因。解剖顯示，愛因斯坦腹主動脈瘤向右上方壓迫了膽囊，導致膽汁排泄不暢，引起病患的右上腹不適，其實膽囊裡面並無病變。

最終哈維宣布，愛因斯坦死於「腹主動脈瘤破裂」。但誰也不知道，一直是愛因斯坦仰慕者的哈維隱瞞了一個驚天大祕密——為了對愛因斯坦的大腦進行深入探究，他悄悄切開愛因斯坦的顱骨，將他的大腦完整地取出，浸泡在防腐藥水中，並帶回家隱藏起來！直到遺體當天被火化時，愛因斯坦的家人還被蒙在鼓裡。

二〇〇五年接受《國家地理頻道》採訪時，已經年逾九旬高齡的哈維回憶道：「在切下愛因斯坦的大腦後，我一直將它保存得很好，我先從腦動脈中注入防腐劑，又從各個角度拍了很多照片。」哈維稱，為了方便研究，他把這顆大腦總共切成了兩百四十塊，而且每塊都貼上標籤。

此事引起愛因斯坦後人的強烈不滿，但哈維拒不承認偷盜行為，也絕不認錯。他相信自己是為了科學而背負罵名。

近年來，科學家對哈維手上的大腦切片一一拼湊，終於重建愛因斯坦完整的大腦圖像。人們驚訝地發現，其大腦頂葉比常人大一五％，尤其是左下頂葉的膠質細胞比例明顯偏高。另外他們發現其大腦有些「重疊區域」，這些「重疊」也許讓他對數學和空間更加敏感。

難道這就是愛因斯坦聰明絕頂的物質基礎？

愛因斯坦實在太明白人們是怎樣痴迷他了。他明白，若有機會，科學家將絞盡腦汁地去研究如何修練成一名天才。然而，他知道這一切都是胡說八道。他曾寫：「並非每一件重要的事情都可以用數字來推算，然而也並非每一件可以用數字推算的事情，都是重要或有意義的。」

人為製造出一個天才的意義是什麼？如果人類終於有一天可以按圖索驥地製造天才，那麼整個世界的倫理、道德又將遭受怎樣沉重的打擊？那時候，我們還算是真正的人類嗎？

透過大腦結構判斷一個人是否屬於天才又有什麼意義？難道是為了讓聰明的人愈來愈聰明，讓笨拙的人愈來愈笨拙？

上帝總是公平的，當一個人的某些才能非常突出時，在另外的方面可能很糟糕。愛因斯坦的數學、物理才華出類拔萃，音樂天賦也可圈可點，然而除此之外，他再無所長，甚至在生活自理和人際交往方面表現得很幼稚，這又說明什麼？

「失之東隅，收之桑榆。」像愛因斯坦晚年那樣順其自然，或許才是我們做為人類的最大樂趣和幸福。

第四診　疾病以外的拉扯

數學家有口難言之隱

龐加萊

那是十九世紀六〇年代的法國。

經歷了半個多世紀前的劇烈動盪，法國漸漸恢復元氣，社會慢慢走入正軌，文化教育事業再次興盛起來，誕生了一大批科技巨星和人文大師。

在一節小學課堂上，一位老師正在黑板上振筆疾書，她不時回頭看看學生們的反應，順便瞧瞧有沒有偷懶或心不在焉的學生。

這時候，她發現靠近後排的位置有個男生特別不專心，低著頭，彎著背部，雙手放在桌子下面。在其他同學都伸直脖子、挺直腰桿的烘托下，這位同學的姿勢顯得多不合群！

老師憤怒了，如此劣等生豈能放任不管！當然，老師不會像喜劇電影那樣直接把粉筆擦扔向學生，來個百步穿楊一擊中的。她氣呼呼地直接走到那位同學跟前，居高臨下帶著譴責的語氣訓斥：「亨利！你覺得自己已經全懂了嗎？是不是覺得老師的課都是多餘的？你要是再這樣懶惰又耍賴，就請你出去！」

亨利抬起頭，眯著眼睛，無辜地把腦袋搖得像波浪鼓似的。

「你說話！別裝模作樣！」老師更生氣了，感覺受到莫大的挑釁。

「我……我沒有不聽課，我是用這……這個來，聽課，真的是聽課。」亨利結結巴巴地回應，他的嗓子很奇怪，嘶啞而乾澀，又像混雜著一堆骯髒的痰液，欲吞而不能，欲吐又不出，總之，那不是常人的聲音，倒像是怪獸的呻吟。他指著自己的耳朵，試圖解釋。

同學們立刻爆發出前俯後仰的嘻笑。

老師更是被氣得咬牙切齒，這簡直是對她的羞辱！她嚴令亨利站起來，準備把他攆到門外去。

亨利無辜地辯解道：「老師，我確實在聽課。」

「那你的腦袋低下去幹什麼？你的眼睛看哪裡？」

「我的眼睛真的看不清上面的字，我就乾脆……乾脆不抬頭看了，不過……不過我的耳朵聽得很清楚。」

亨利隨即把老師在課堂上的內容如數家珍地複述一遍，雖然他的嗓音讓所有人覺得不愉快，但是，從內容上來說，確實滴水不漏，條理清晰。老師和同學們都驚呆了，張著空洞的嘴巴，不知該如何處理這樣一個怪才。

藏在角落裡的怪才

很快，亨利的奇特和優異引起大多數人的注意和熱議。

他不是老師心目中的乖學生和好學生，此人嗓音特別令人討厭，甚至讓聽者脊背發涼，那猶如怪獸的聲音確實令人不悅，說話時也有點結巴。大概亨利也知道身邊的人會介意，便愈加沉默寡言，不愛溝通交流，有點不合群的模樣。人們普遍覺得他過於內向和害羞。

另外，亨利不但長得其貌不揚，而且身體的動作協調性很不好，對於音樂和體育活動這些學校很重視的科目，他都避而遠之，這方面的成績更是偏低。他的近視眼出了不少洋相，總是惹來頑童們的嘲笑。

不過，瑕不掩瑜，亨利其實是智力極高的孩子，而且喜歡博覽群書，更「可怕」的是，他具有過目不忘的超群學習能力。他非常擅長獨立思考和涉獵各種知識，物理、生物、歷史、地理、天文等學科無所不讀，無所不鑽，而他的最強項，就是數學！他口舌不靈，心算卻了得，常常閉上眼睛就能游刃有餘破解那些複雜的數學題。

更神奇的是，儘管亨利口頭表達能力讓人不敢恭維，但他的書面表達能力遠高於同齡人，邏輯思維特別精密，擅長用筆墨表達複雜的思想，許多難題經常被他解釋得條理分明，讓眾人心服口服。據說，此人六歲時就具備良好的閱讀能力，且開始流利地進行文字交流。

這樣讓老師和同學們又愛又「恨」的奇葩學生，真是不可多得。由於亨利的數學天才很早就顯得出類拔萃，又有著怪異的生理特徵，大家便贈予「數學怪獸」這一稱號給他。

亨利不僅天賦極高，而且刻苦鑽研，很快連跳幾級，八歲的時候，就提前讀了中學。

因為聲帶的生理缺陷，他沉默寡言，給人不善言辭的印象。儘管如此，他的大腦幾乎無時無刻都活躍地運轉著，不時閃爍出智慧的火花。中學階段，亨利囊括所有的數學競賽冠軍，除了音樂和體育，每門功課都非常優秀，成了名副其實的「學霸」。這為他在全國數學領域的嶄露頭角鋪平了道路，幾乎所有的老師都認為他的前途不可限量。

而亨利果然不負眾望，日後不但成為一代數學巨匠，也在天文、哲學、地理、礦物學等領域造詣非凡。

今天，許多人還能記住他的全名——儒勒・亨利・龐加萊（Jules Henri Poincaré, 1854.4.29-1912.7.17），法國最偉大的數學家之一，同時還是科學哲學家。龐加萊被公認是世紀之交的數學家領袖，是繼約翰・卡爾・弗里德里希・高斯（Johann Carl Friedrich Gauss）後，對數學及其應用具有全面知識的大師。

「龐加萊」這個姓氏可不簡單。眼前這位未來的數學巨匠，其家族人才輩出，甚至燦若繁星，龐加萊的祖父是拿破崙的軍醫，他的父親是法國的神經病學教授萊昂・龐加萊（Leon Poincaré），此外，他的一位堂弟是教育家，另一位堂弟雷蒙・龐加萊（Raymond Poincaré）更為了得，當過法蘭西第三共和國第一次世界大戰時的總統，還做過總理和外交部長，是傑出的政治家。

話說回來，小龐加萊的聲音為什麼那麼怪異？他有什麼先天缺陷嗎？

病魔突襲，有口難言

小龐加萊自幼就被父母親視若瑰寶，因為他的智力明顯比同齡人發展得快，更討喜的是，他的語言能力也不乏天賦，在兩、三歲的時候就會口若懸河地解釋具體事件，講起大道理來，也是滔滔不絕。聲音具有不錯的感染力，日後完全可以當演說家。

大家都為他早熟的口才而欣慰不已，正準備多加培養。

然而，這並不是歷史上大家熟悉的龐加萊——那位不愛說話、靦腆羞澀、聲音古怪、只會埋頭苦思冥想的怪人。

龐加萊幼年時得過什麼奇怪的疾病嗎？是疾病導致他的說話能力一落千丈嗎？

原來，他五歲的時候，一場突如其來的「白喉」（diphtheria）把他打倒在病榻上，還險些要了他的命。

說起白喉，今天的人們似曾相識，但好像既熟悉又陌生，尤其是那些剛為人父母的朋友。小朋友出生後不久，一般都要接受白喉預防疫苗的注射（一般將白喉、百日咳、破傷風三種曾經肆虐人間的傳染病疫苗製成混合針劑，方便使用），而且不止一次施打，以加強鞏固。於是，在這個有效保護傘的庇護下，在現代社會，除了一些極其貧困或動盪不安的未開達地區外，白喉大規模流行早已成為歷史，就算是零星的散發也是少見至極，現代的醫學生一般很難有機會親身學習這些病例，大多只能求助於書本。不過，白喉偶爾也會猖獗一下，比如在前蘇聯。

二十世紀九〇年代初，前蘇聯在劇變後解體，俄羅斯和其他加盟共和國的經濟、政治陷入一片混亂，國家機器失去正常運作，醫療體系瀕臨崩潰。於是，爆發性的白喉病例出現在某些之前的加盟共和國之中。一九九一年，前蘇聯的白喉被發現兩千例。據紅十字會估算，至一九九八年止，「獨立國協」國家的白喉發病人數高達二十萬，導致五千人死亡。正因為如此激烈的增長，金氏世界紀錄將一度銷聲匿跡的白喉評為「最具復活能力的疾病」。

白喉的中文名也是頗具深意，一下子讓人聯想到它的主要侵犯部位。

這種疾病之所以可怕，在於它獨特的發病特點——專門破壞咽喉，尤其是幼兒的咽喉。在沒有抗生素和疫苗的歲月裡，許多學齡前的兒童就是被這種病魔一劍封喉，導致無數的家庭悲劇。

白喉的拉丁語詞根源於希臘語 *διφθερα*，意思是「隱藏的皮革」，早在西元五世紀就由西醫之父希波克拉底斯記載過。白喉是由白喉棒狀桿菌感染造成的傳染病，症狀從輕微到嚴重都有。剛開始出現的症狀通常進展較和緩，患病兒童伴隨喉嚨痛和發熱，甚至吞嚥困難。許多病患的喉嚨會出現灰色或白色的斑塊（類似一層包膜），這些斑塊會阻塞呼吸道，而且病患在咳嗽時產生如同狗吠一樣的叫聲，阻礙呼吸，稱為「偽膜性喉炎」。嚴重者會引發呼吸道堵塞，或合併心臟衰竭和神經受損，最後有可能死亡。

另外也有一種形式的白喉會感染皮膚、眼睛或是生殖器官、神經系統，甚至心臟。病患感染後的症狀，通常由細菌所製造的外毒素所引起，而人類正是這種細菌的唯一宿主。白喉通常是經由直接接觸或是飛沫傳染，也經由受到汙染的物品而擴散出去。

如果身體不幸被白喉桿菌感染，消滅它的方法只有使用抗生素，如紅黴素、青黴素、氯黴素等。對於那些已經暴露在感染源的人，這些抗生素能否用來預防感染尚有爭議。而那些嚴重感染、無法呼吸的病患，有時還需要接受氣管切開術來挽救生命。不過，抗生素是二十世紀中葉才開始大規模製造和使用，在龐加萊時代，人們尚未發明有力的對抗武器。

十九世紀九〇年代，德國醫師埃米爾・阿道夫・馮・貝林（Emil Adolf von Behring）開發出一種抗毒素（抗白喉血清），雖不能殺死白喉桿菌本身，卻能抑制已釋放到病患體內的毒素。他因為發現和研製出抗白喉血清而獲得諾貝爾醫學獎。當然，這種抗毒素後來並未成為治療的主流武器，卻啟發了後人對白喉預防疫苗的研發。白喉疫苗於一九二三年首次研製成功，經改良後證明安全有效，逐步在嬰幼兒中開展接種。至今，人們仍享受著這項科研成果帶來的福惠。

一把利劍，一張堅固的盾牌，白喉在它們面前無法囂張了。

小龐加萊當年從白喉的魔爪下僥倖躲過一劫，靠的是運氣，還有家人的悉心照料。那時候，沒有疫苗，更缺乏有效的殺菌武器，醫師和家長只能讓病兒增強營養支持，臥床休息，清潔患處等，其餘的還是聽天由命。好在，小龐加萊的父親是醫學教授，母親也是有文化的知識分子，他們採取的護理措施相當得當，讓小龐加萊逐漸戰勝病魔。

可惜，病魔還是在這位未來的巨人身上狠狠地留下後遺症。

原來，白喉侵犯聲帶後，有可能遺留聲帶麻痺（或稱喉麻痺），這是一種臨床表現，而不是一個獨立的疾病。當喉嚨的運動神經（喉返神經）受到損害時，即出現多種類型的麻痺：有的病患聲帶無法閉合，出現發音嘶啞、無力；有的病患平靜時無症狀，但在體力活動加劇時，常會感到呼吸困難，一旦有上呼吸道感染，會出現嚴重呼吸困難；有的病患容易讓食物、唾液誤吸入下呼吸道，引起嗆咳；有的聲帶破壞嚴重，完全失音，只能發出咳嗽聲。

很不幸，小龐加萊就是聲帶受損的病兒。從此之後，他不再發出悅耳的聲音，更無法發表洋洋灑灑的議論。說話費力，旁人又投去異樣的眼神，他的自尊心受到影響，就漸漸變得沉默寡言了。

母親知道他的生理缺陷，也知曉這種兒童的心理障礙，於是在課堂之餘，針對他的不足，進行額外的家庭輔導，尤其是培養出兒子不俗的文字表達能力。裡應外合，小龐加萊天資聰慧，進步與日俱增，終於成才。

是金子，總會發光

一八七五年，龐加萊大學畢業，他雖然沒有立刻投身到科學界，而是從礦物部門的巡視員做起，但是他從來沒有放棄自己的愛好，也沒有浪費自己的天賦。這位年輕人在業餘時間繼續探索和思考數學、物理等一系列學科的難題，並發表不少有價值的論文。

一八七九年八月，龐加萊撰寫了關於微分方程式方面的博士論文，獲得巴黎大學博士學位。後來，他到卡昂大學（University of Caen Normandy）理學院任講師。一八八一年，二十七歲的他開始擔任巴黎大學教授，直到去世。龐加萊的研究涉及數論、代數學、幾何學等眾多領域，最重要的工作是在函數論方面。他還對物理和天體力學都做出很多創造性的基礎貢獻，甚至比愛因斯坦的工作更早一步，起草過一個狹義相對論的簡略版。

三十三歲時，龐加萊被選為法國科學院院士，一九〇六年成為院長，並於三年後入選法蘭西學術院院士。

他給世界留下一個猜想：在一個三維空間中，假如每一條封閉的曲線都能收縮到一點，那麼這個空間一定是一個三維的圓球，這就是著名的「龐加萊猜想」（Poincaré conjecture）。此後，無數數學家都試圖跨越這座學術高峰，直到二〇〇六年，才被俄羅斯數學家格里高里・佩雷爾曼（Grigori Perelman）證明。

長期健康不佳，再加上繁重的學術耕耘，龐加萊早已疾病纏身。一九一二年，因為前列腺疾病接受手術治療，術後某日，他自覺精神體力有所改善，便自行起床更衣，就在這一瞬間，外科術後常見的肺動脈栓塞爆發了。一塊下肢靜脈血栓突然掉落，迅速轉移到肺部，把賴以維持血氧供應的肺動脈堵塞了。七月十七日，龐加萊不幸逝世，享年五十八歲。

去世前兩年，龐加萊還獲得諾貝爾獎的提名，可惜與這最高榮譽擦肩而過。不過，歷史給予他的評價是：真正的無冕數學之王。

如今，天文學家以他的名字命名一顆小行星，讓他的光輝繼續照耀砥礪前行的科學探索者們。

一位數學家說：「有些人似乎生下來就是為了證明天才的存在，亨利（龐加萊）就是這樣的人，每當我看到他時，我就立刻想起他那惱人的、發自喉嚨的聲音。」

上帝是公平的，當一個人的身體某部分功能不足時，另一部分功能的潛力正有待開發，前提是他要鍥而不捨、奮發圖強。

歷史上口舌不靈的名人大有人在，由於嘴上功夫欠佳，這些人往往變得長於思辨，立足於實踐和實做，很多都成為真才實學的人，並能建功立業。比如中國三國後期的魏國名將鄧艾，此君天生結巴，曾被當地長官認定不適宜擔當大任。然而他從小公務員做起，一步一腳印，積累豐富的管理和行政經驗，終於大器晚成，獲得司馬氏的重用，最後還跨行從軍，擔任滅蜀的先鋒，以偷襲陰平小道而直逼成都，迅速迫使蜀漢投降，導演了一齣驚險而成功的光輝戰役。

口才了得固然不是壞事，但靠耍嘴皮子過日子，大概只是誇誇其談、譁眾取寵之人。在儒家文化體系裡，聖賢常常提倡：「君子訥於言，敏於行。」孔子也鄙視那些口舌之輩，曾說：「巧言、令色、足恭，左丘明恥之，丘亦恥之。」

真正的學者就要埋頭苦幹，耐得住寂寞，頂得住誘惑，把思考放在第一位，最忌諱浮誇。今天，最喜歡在嘴巴上顯示「實力」的是政客，不過，政客在演講臺上呼風喚雨後，真正的實惠有多少能落實到民眾身上？大家心知肚明。

在我們生活的時代，只有科學家史蒂芬・威廉・霍金（Stephen William Hawking, 1942.1.8-2018.3.14）才能和龐加萊比肩。巧合的是，霍金因為怪病纏身，同樣有明顯的生理缺陷——發音困難。但他智力超群，且大腦一直辛勤地運作，直到生命最後一刻。

野口英世

細菌學家左手的陰影

十九世紀下半葉，日本東北的福島縣深山中有一處破敗的鄉村，村子裡有一所小學。

原本是個寧靜的地方，四周綠樹成蔭，小河流水潺潺，非常適合學生安心讀書和思考。不過，這兒有一位奇怪的學生，他的心幾乎無時無刻不在狂野的奔逸和多疑的猜忌中顫動。

儘管如此，他的學習成績非常優秀，不僅數學成績名列前茅，而且語言天賦也出類拔萃，甚至在這樣難以接觸到外部世界的窮鄉僻壤中自學了英語！因此，學校破格讓他擔任教員助手，協助老師上課和管理課堂，有時直接就讓他代課。

自卑的學生

如果是普通青少年，那該有多麼自豪、光榮和滿足啊！可是，我們這位主角卻依舊生活在痛苦、鬱悶和壓抑之中，當他用右手在黑板上嫻熟地寫字時，不時下意識地回頭瞧一瞧背後的同學們，因為他總覺得有人用嘲諷的眼神看著他，用不屑的嘴唇露出輕蔑的笑容，此時，他的左手頓時會發出一陣抽搐，然後被他狠狠地塞進褲袋裡。

「清作，你的字寫得真漂亮，難怪老師喜歡你！哎，你的左手怎麼啦？幹嘛老是插在口袋裡？難道你偷走了什麼？」一位同學終於發聲了，此人是班上有名的搗蛋大王。

「我的左手妨礙你了嗎？我的左手長成什麼樣子關你屁事！」清作猛然轉過身來，臉上的安詳霎時被撤下，露出狠毒和嫉恨，眼神噴出不友善的火花。

「你憑什麼當代課？你這個廢人！別以為我們不知道你……」那位同學毫不客氣，看來他知道得不少。

「混蛋！」清作瞬間爆發，他扔下粉筆，怒氣沖沖地一個箭步跨到同學身前，用強健的右手推了他一下：「我就揍你這個混蛋！」對方也毫不示弱，馬上以拳腳回應。一時間，你來我往，兩人由推擠進展到毆鬥，不久就各自鼻青臉腫了。清作由於從小生活艱辛，營養不良，個頭矮小，而且只能用一隻手對抗，很快就被對方打得鼻血直流，幾次幾乎被按倒在地，不過他總是頑強地把對方頂回去，嘴裡還不斷地叫罵。旁邊的同學們，有的看熱鬧般地起哄，有的勉為其難地試圖把二人拉開。

終於，這場突如其來的衝突驚動了老師。可想而知，兩位學生最後都受到了應有的懲處。不過，老師單獨約見了清作，畢竟他是首先動手的肇事者。

老師沒有說那些「我對你很失望」、「我們那麼欣賞你、信任你」之類的套話，他直入正題：「清作，把你的左手伸出來！」

清作呆若木雞，毫無反應，左手依舊插在褲袋裡，紋絲不動：「老師，你是知道的，為什麼還要我掏出來？是想羞辱我嗎？如果你覺得我這個人不行，可以讓我退學！」他直接頂撞了老師。

老師輕輕嘆了一口氣，他拍了拍清作的肩膀，讓他坐下，然後小心翼翼地把那隻左手從褲袋裡拉出來。

這哪裡是一隻手啊！只見萎縮的手腕之下，手掌和五指都沾黏在一塊，還痛苦地彎曲著，簡直就如同一團噁心的皮肉，上面滿是潰爛的肉芽組織和疤痕！

清作不等老師做出反應，趕緊抽回去，忍不住失聲痛哭起來，和在同學們面前的強硬形象判若兩人。

老師什麼也沒說，因為他知道再說多少話都是多餘的，他沒有進一步責怪和懲罰清作，而是讓他回家，明天繼續到學校上課。

清作神情恍惚地走出校門，此時已經天黑了，寒風從身後悄然而至，又是一個苦寒的季節。他已經記不清十幾年前的晚上，當他還是一個嬰孩的時候，在同樣寒冷的日子裡具體發生了什麼事，他只記得，自從有記憶開始，他的左手就是這樣。為此，母親總是眼淚淋淋，父親野口佐代助總是搖頭嘆息，甚至借酒消愁。在他們這一輩農人的眼中，這樣的手、這樣的身體，根本無法完成農家的日常工作和生活，這樣的孩子與廢物何異？鄰居的孩子們要嘛覺得害怕，避之唯恐不及，要嘛用挖苦的語氣譏諷他。總之，他幾乎沒有知心朋友，甚至父母親都與他貌合神離。

「他們看不起我！」小學如此，升上了中學，依舊無法改觀，儘管很多時候，這樣負面的想法只是存在於清作自己的頭腦中。同學們個個都拒他於門外嗎？他沒有細細地考量過，只是想當然爾地認為。為了證明自己不是廢物，甚至高人一等，他拚命學習，放棄一切娛樂和休閒，憑藉過人的天賦和毅力，試圖用成績堵住所有人的嘴，包括欣賞他的老師！

但是，不管試卷上的分數有多高，他依然活在自卑、敏感和抑鬱中。

被燒毀的左手掌

聽母親說，在他一歲的時候，因為天氣寒冷，簡陋的家中臨時造了個火爐。母親把他留在家裡，自己獨自到田間工作，父親則經常酗酒不在家，而小清作只好自娛自樂了。然而，一歲的小孩實在無法區分安全和危險，他父母親草率的態度，註定要讓孩子付出慘痛的代價！清作在移動身體時不慎掉入火爐，左手被活活焚燒，燒得他淒厲地尖叫。鄰居聞聲才破門而入，將他從火海中救出，但為時已晚，左手不是簡單地被燙傷表皮，而是整個手腕被燒成焦黑！

驚慌失措的父母親聞訊回來，也只能用不太乾淨的布料把小清作的傷口包紮起來。一八七七年這樣的年代，明治維新不久的日本依然不算發達，更不要說是偏僻農村了，醫療衛生條件不比古代先進多少，絕大多數的救治方式還是採用民間的草藥。於是，清作燒傷的左手就這樣被簡單處理了，沒有消炎，沒有預防感染，更談不上清理創面和功能訓練，一切幾乎就是順其自然，唯一的僥倖就是手腕之上還沒有壞死。但時間一長，自然形成的疤痕組織就把整隻手沾黏起來，還扯成一團彎曲的姿勢，手指之間長滿鴨蹼似的肉芽，有的同學見了大吃一驚，創造出一個「手棍」的叫法。時間一長，這不能使用的手就由於肌肉的廢用而導致整體萎縮了。

這樣的肢體早已殘廢了。何況，他來自一個窮困的家庭！更可怕的是，清作的心也因此變得殘缺不全，從小到大，他都不是一個活潑開朗的孩子，相反，他沉默寡言、多愁善感，社交能力幾乎為零，完全活在陰暗的世界裡，時刻感到憂鬱、恐懼和不安、疑慮。

轉折，命運的十字路口

燒傷的創面癒合後，疤痕組織開始增生。疤痕的特性是增厚、變硬，而且會有向心攣縮的拉力，所以傷者會有緊繃感，在關節處會導致關節攣縮，而影響肢體功能活動。燒傷後關節被迫停止活動，致使關節內沾黏、關節囊及關節韌帶攣縮，導致運動能力進一步下降、關節畸形，關節更不能活動，由此出現惡性循環。

因此，疤痕增生、關節攣縮、肌力下降等都是最常見的燒傷後遺症，病患往往會因此出現生活自理能力低下、心理障礙等問題。其中，疤痕增生和關節攣縮對他們的困擾最大，這也是產生心理、生理問題的根本之源。

清作自幼飽嘗這種痛苦，他不是天生好鬥，只是敏感的性格造成人際關係的極度不和諧。

十五歲時，碰巧清作的學校舉行了一次作文比賽，參賽者被要求在文中抒發自己的感想。毫無疑問，清作在作文中完完整整地透露出自己的沉悲巨痛以及無助、失落。他以為這只是一次沒有收穫的發洩。然而，命運的轉機卻不期而遇。

他的老師公開了這篇作文，這一次，清作的遭遇沒有惹來同學們的嘲笑和落井下石，

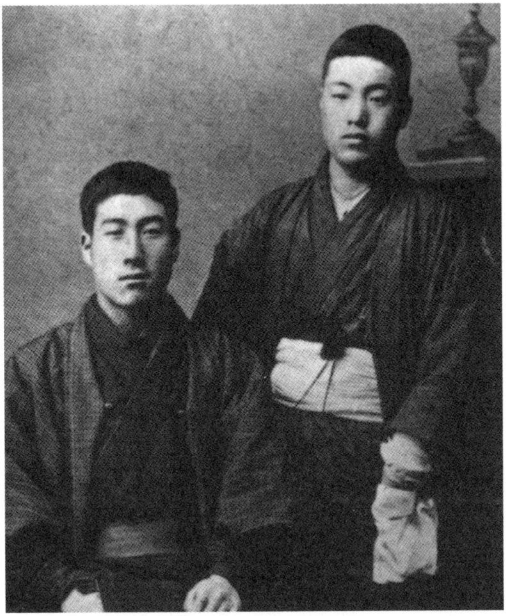

▲左手手術後的野口英世（右）。

反倒是激起大多數師生的同情和關懷！他們集資籌款，為了讓這位優秀的同學擺脫困境。

結果，全校師生居然湊足了手術費，還請到有名的外科醫師渡部鼎為清作開刀治療。此人深受西洋醫學的浸潤，德藝雙馨。

渡部對清作的左手進行了疤痕鬆解、虎口重建、指蹼成形、分指處理，重塑他的左手。

和許多手術相比，這臺手術的難度比較大，因為清作十四年來左手一直處於畸形狀態，功能障礙已經錯過發育時期，手部血管、神經、骨頭、肌肉都嚴重畸形，進行修復和重建手術都比較困難，可能出現左手手術後壞死的風險。好在，藝高人膽大的渡部聽了清作的故事後備受感動，發誓一定要治好他的病，術前進行充分的準備，術中還對左手進行鋼針固定塑形，最大限度地恢復左手的外形和功能。

手術後，病患和醫師都對效果非常滿意。清作終於實現自己的願望，看到了比較完整的一隻左手。經過幾個月刻苦的康復訓練，他的手指功能較術前有了明顯的改善，可以拿簡單的東西，可以部分地輔助自己的日常生活。

渡部醫師高明的醫術讓清作欽佩不已，於是他暗下決心，將來也要投身醫學，為更多的病患解除痛苦。

從學校畢業後，家徒四壁的清作再也沒有資金深造了，他徵得老師的同意，到渡部醫師那裡當學徒，所謂學徒實際上是打雜工，白天哪有時間學習？就利用夜間拚命攻讀英語和德語的醫書（當時的日本深受德國影響，認為德國是歐洲的後起之秀，科學高明，很多日本醫書都是德文原版書籍），夜以繼日，用「鑿壁偷光、懸梁刺股」來形容都不為過。在廣泛涉獵中，他知道法國有一位叫拿破崙的傑出統帥，深受其鼓舞，便經常以「拿破崙每天只睡三個小時」的口頭禪鞭策自己。

一個偶然的機會，渡部的友人——東京高山齒科醫學院幹事血脅守之助醫師，發現這棵前程遠大的秧苗，拍案讚賞，資助清作去東京深造。湊足路費之後，清作在家門口的門框上刻下「如不得志，此生永不回家」一行字後，躊躇滿志地離家而去。

他的家本姓「野口」，此時他還是名不見經傳的「野口清作」。

在東京，清作繼續邊工邊學。奇蹟又發生了。二十一歲時，清作這樣一個沒有受過專門訓練、沒讀過專科學校、沒有相關學歷的人，居然考取了日本執業醫師執照！更神奇的是，他的德語、英語、法語竟然全靠自學而成，而且講得頗為流利，不輸給任何語言學校科班出身的人。他甚至又被破格提拔為醫學院的講師！

然而，野口清作的事業沒有一帆風順，當了一段時間的講師後，他接觸到當時日本細菌學巨擘北里柴三郎，在他的實驗室當助手。這個實驗室都是東京帝國大學出身的菁英，還有不少留學生。學歷過低一直是清作的弱點，他在那兒遭受許多排擠和輕視。不久，頹廢的他開始酗酒和鬧事，不僅沒有什麼研究成果，還不善理財，欠了一屁股高利貸，幾乎到了徹底墮落的懸崖。

但是命運之神還是眷顧了他。血脅守之助和清作的鄉間老師再次出手資助清作，打算讓他去美國深造，離開那個令人不快的環境。清作受到無以復加的感動和震動，於是產生改名的念頭。從此，他改名「英世」，意思是要使自己成為世界醫學界的英雄。一九〇〇年十二月，這位二十四歲的青年終於實現了留學之旅。

日後，他成為日本家喻戶曉的醫學家——野口英世（のぐち ひでよ，1876.11.9-1928.5.21）。

三次提名諾貝爾醫學獎

野口英世來到了美國，在賓夕法尼亞大學取得助手的工作。他選擇從實驗診斷學著手，開展血清學的研究領域，發表毒蛇實驗的成果，震驚美國醫學界。為了研究蛇毒，他每天的睡眠時間只有三到五個小時。到美國九年後，《蛇毒與毒蛇》一書面世，標誌著他成為該領域的權威。憑藉著這些成就，京都帝國大學醫學部不得不向這位沒有相關學歷的人授予博士學位，歷史上僅此一位。

後來，他得以進入洛克斐勒醫學研究所，負責血清學研究。他成功地從患有梅毒性腦病的病患腦組織中分離、培養出梅毒螺旋體，證實這是發病的根源，轟動了世界。據說，野口英世一生中三次獲得諾貝爾醫學獎的提名，最後一次差點就如願以償，可惜第一次世界大戰爆發，終止了評獎，讓他抱憾終生。

他還深入研究狂犬病、脊髓灰質炎、沙眼以及黃熱病的疫苗和血清，不過後來的事實表明，有部分結論並不正確。

敏感、多疑的巨人

闊別家鄉十五年後，野口英世終於踏上了回訪的路。畢竟在他的腦海中，福島深山中那條村子一直若隱若現，簡陋的草屋門口，時常站著日夜等候兒子歸來、白髮蒼蒼的老母。

的確，野口英世受到民間、尤其是家鄉人的熱烈歡迎，他們打出了橫幅，歡迎這位譽滿天下的天才學者回家看看。

可是日本醫學界卻反應冷漠，這與野口的非醫學院出身有關，他畢竟沒有根基和醫學同學，也沒有真正意義上的醫學老師。有人嫉妒他，有人加油添醋地聲稱野口對日本醫學泰斗北里柴三郎出言不遜，總之，這個專業領域裡，沒有人給野口面子。他們甚至沒有歡迎過他，更不邀請他參加任何講座和醫學會議。

野口英世的自尊心受到嚴重打擊，他憤怒地不辭而別，從此再也沒有踏足日本。在此後的日子裡，他更加發瘋地研究病原體，甚至涉足當時讓人聞之色變的非洲黃熱病。不過，他的研究成果愈來愈受到時人的批評和否定，但野口拒不認錯，更留下了剛愎自用的負面形象。

一九二七年九月，飽受質疑的野口決定拚死一搏，他抱病來到西非的黃金海岸（今天加納一帶），主攻黃熱病。當時，他已身患心臟病和糖尿病，但仍義無反顧。八個月後，野口染病殉職，終年五十二歲。在他不長的一生中，傷殘的左手一直輔助他完成無數的醫學實驗！

後人訪問野口逝世前住過的醫院及相關人士，還找到存放在倫敦的野口死後被解剖的肝、腎病理標本，拿回日本用螢光抗體法檢測，證實野口英世的確死於黃熱病！

今天在日本，野口英世是國寶級的科學巨匠，更是勵志的典型和精神偶像，成為官方宣傳的工具。二〇〇四年，他取代夏目漱石，成為新版日鈔一千円紙幣上的人物。在家喻戶曉的漫畫《哆啦A夢》中，主角大雄的父親也不只一次建議好吃懶做的兒子買野口的傳記來讀，可惜大雄始終不感興趣。

然而在學術界，野口仍頗受爭議，不僅關於學術成果的對錯與否，更關係到這位學者的人格和個性。

儘管野口英世的左手得到治療，部分地恢復了功能，在那個時代也算是個不大不小的奇蹟，然而，在步入成年之前，這隻手已經在他心裡種下敏感、多疑性格的種子，並成為他一生揮之不去的陰影。

他很在乎自己在別人心中的位置和看法；他瘋狂地出人頭地，遇到挫折就用酗酒和出入風月場所進行發洩；他為了執著的理想，也為了證明自己不輸於任何日本同行，選擇孤注一擲地離開日本、留學美國；他因為日本醫學界的冷漠相對而選擇終生不再回到祖國，甚至死後都要長眠在異國他鄉；他為了證明自己的正確，不惜冒著生命危險前往西非，最終不敵病魔，過早撒手人寰。

有人說，面對質疑之聲，野口是用自己的死亡來維護尊嚴！

中國古話云：「江山易改、本性難移」，「三歲定終身」。說到底，野口的悲劇都是源於自卑心理作祟，年幼時的傷殘讓他自尊心受到無情的摧殘，一生變得敏感、脆弱，繼而走向自負和無情。

遇到渡部鼎醫師，是野口英世一輩子的幸運，渡部鼎用精湛的外科技藝治療他傷殘的肉體。然而，野口的「傷病」僅僅治療了一半，另外一半，應該交給有經驗的心理治療師，可惜他沒再遇到那份運氣。

如何安撫病患千瘡百孔的心靈，直到今天，仍是現代醫學亟待改進的一大課題。

俄國大文豪永訣的出走

托爾斯泰

一九一〇年初冬，雖然還未到大雪紛飛的時候，但俄羅斯荒原上蕩漾著悲涼的氣氛。十一月蕭瑟的寒風撥動著世人的心弦。

在阿斯塔波沃（Astapovo）火車站，一位八十二歲的老人迷迷糊糊地躺在病床上，蓋著厚厚的被子。這原本是站長的寓所臥室，房間不算簡陋，但畢竟陳舊了些，壁畫影影綽綽，桌子上是掉瓷的杯子，桌布已經褪色，還打著幾塊補丁。盛藥的碗盤無奈地守候在他身邊，在微弱的燈光下泛著藥渣沉重的色調。

冰天雪地的最後一站

老人進行著最後的呼吸，時而發出幾聲咳喘，時而嘆出一絲微弱的痰鳴，但是雙目久久地緊閉，飛速運轉了八十多年的大腦，此刻不知還有沒有繼續迸發出深邃的思想、泉湧般的文思，幾天前筆耕不輟的手，現在只能微微顫抖。

他的呼吸漸漸變得又淺又弱，又慢又細。

這幾天，站長、醫師、老人的家屬一直在他身邊，只有他年近古稀的妻子直到最後一刻才被領進臥室。然而，她看到的只是丈夫的雙腳，丈夫的上半身已經被屏風遮蔽，旁人告知，老人不願意見到自己的妻子。讓遠道而來、在車站苦等四天的老妻心如刀絞。

接近終結的時候，彌留的老人忽然喊著：「真愛……真愛……」他女兒趕緊彎腰湊近父親，但似乎沒有覺察到爸爸的呼吸。最後一次，女兒親吻了他的臉和雙手。幾乎所有在場的人都在啜泣，他們的啜泣聲與清晨窗外的寒風混成一體，撕裂著大家的心。

俄曆十一月七日（西曆十一月二十日），這位叫列夫・托爾斯泰（Lev Tolstoy, 1828.9.9-1910.11.20）的老人安靜地離開了世界。

托爾斯泰是十九世紀中期俄羅斯著名的批判現實主義作家、思想家、哲學家，貴族出身，亞斯納亞・博利爾納（Yasnaya Polyana）的莊園主，其代表作有《戰爭與和平》（*War and Peace*）、《安娜・卡列尼娜》（*Anna Karenina*）、《復活》（*Resurrection*）等，文學成就舉世矚目。

一週前，經過整整一天的鐵路南行，托爾斯泰已經非常疲憊。身邊隨行的家庭醫師覺得他的狀態實在太差，身體虛弱得像一根風中稻草。他們不得不在名不見經傳的阿斯塔波沃站下車。此地，距離他的莊園一百二十八公里。

站長得知眼前這位病懨懨的老人，竟然就是鼎鼎大名的托爾斯泰伯爵後，頓時緊張而興奮起來，他把托爾斯泰帶到他的公寓，家庭醫師也一同前去。一開始，他只打算把其中一間房間借給大文豪暫住，但後來索性把整棟公寓都借出去。

不料，這兒竟成了托爾斯泰人生的最後一站。據一些消息說，他下火車前還在向其他乘客大談非暴力主義。

托爾斯泰的遺體被運回家鄉安葬。出殯時，俄國發起規模不小的紀念遊行。人們藉此機會發洩對沙皇專制的強烈不滿，從莫斯科開來的火車上擠滿了人，數萬人參加葬禮。送殯的隊伍有幾公里長。靈柩由托爾斯泰的兒子和亞斯納亞・博利爾納的農民抬起，隊伍前面的橫幅上寫著：「托爾斯泰，我們因失去你而成為孤兒！」哀傷的歌聲響徹俄羅斯嚴寒又靜謐的晨空。

身為伯爵的托爾斯泰為何冒著嚴寒棄家而去？還有，他究竟得了什麼急病？

黎明之前的暴走

有人說，一位傑出的作家死了，他的生命分別在三個地方：一在他的作品中，一在墓地裡，一在故居那片屬於他的土地上。

托爾斯泰正如斯言。

他長期生活在亞斯納亞・博利爾納（俄語意為「明媚的林中空地」），位於首都莫斯科以南約一百六十五公里的圖拉（Тула），是托爾斯泰的「搖籃和墳墓」。托爾斯泰曾經深情地寫道：「如果沒有亞斯納亞・博利爾納，俄羅斯就不可能給我這種感覺。如果沒有亞斯納亞・博利爾納，我也許對祖國還有清醒的認識，卻不可能如此熱愛她。」

莊園占地數百公頃，松柏成蔭，風景優美，裡面有美麗的森林、河流、湖泊和草地等，還有規模很大的蘋果園。白樺亭亭玉立，四季皆呈現一片青翠欲滴的綠色世界。在此，托爾斯泰前後生活了六十年，他無與倫比的作品、他的深邃思想，以至於他的個人命運和最後悲劇，無不與這座莊園息息相關。

十九歲就繼承爵位的托爾斯泰，並沒有把貴族生活看作是永恆的榮耀，年紀愈大，他愈加懷疑自己的身分，愈加不滿沙皇統治下的社會。他極力擺脫貴族化的占有、階級上的名位、寄生的知識分子情趣，包括他自嘲的「老爺式遊戲」。晚年，他對物質財富已經到了厭惡的境地，執意去掉舒適的家具，放棄財產和稿費，自願被隔離起來似的，穿著一身粗布，過起農民的勞動生活。然而，他似乎總是找不到一個與世隔絕、最清靜的隱蔽之所。

一切都因為他的思想和所作所為，不被妻子索菲亞（Sophia）所理解。他們為此爭吵不休，妻子甚至揚言要自殺，以此要挾。

十月二十七日晚，托爾斯泰在讀一部小說。十二點剛過，他吹滅書桌上的兩支蠟燭，悄悄走進臥室想睡覺，但是輾轉反側了兩個小時，依舊無法入睡。隱隱中，一股煩悶油然而生。他突然聽到書房的門被輕輕打開，有人躡手躡腳走進去，透過臥室的門縫，他看到書房裡的燭光亮了起來，妻子索菲亞沙沙地翻著紙張。這種情況已持續好幾個晚上，他明白，妻子在尋找他寫的遺囑和書信，上面有關於財產和版稅的分配。她一定想要找到這些東西，並付之一炬！

過了一會兒，索菲亞輕輕離開了。托爾斯泰卻愈加煩躁，乾脆點亮蠟燭坐了起來。他感到無比的憤怒、厭惡、憎恨和激動，甚至有點氣喘吁吁，數了一下自己的脈搏，每分鐘跳動九十七下。他不能再躺著了，他下定最後的決心：一走了之！

他來到書房，提筆給妻子寫了留言：「我的出走會使妳傷心，我為此感到遺憾，不過請妳理解我、相信我，我沒有別的辦法，我的處境正變得讓人無法忍受。除了其他原因，我無法繼續生活在曾經生活過的奢侈環境裡，我所採取的是像我這樣年紀的人通常會採取的行動——離開塵世，在孤寂中度過餘生，請妳理解這一點。即使妳得知我在哪裡，也別來找我。妳的到來只會惡化妳和我的處境，但不會改變我的決定。感謝妳在我身邊度過四十八年的忠誠生活，並請原諒我所做的一切對不起妳的事情。」

托爾斯泰寫完後，快步地走下樓梯，敲開了家庭醫師馬科維茨基（Macaviski）的房門，激動地對他說：「我就要走了。您和我一起走吧。我先上樓，您隨後就來，小心別驚動了索菲亞。我們不準備帶很多東西，只帶最必須的！」

最後他只帶十七盧布，僕人慌張地為他收拾簡單行裝，托爾斯泰頭也不回地走出屋子，到馬房叫人套車。此時已是二十八日凌晨，外面還一片漆黑。初冬的夜空，飄下了濛濛細雨，襲人的涼氣讓托爾斯泰不禁打了一個寒顫。倉皇之中，他迷失了方向，鬼使神差地闖進了蘋果樹林，撞到一棵樹上，摔了一跤，帽子也不知弄到哪裡去了。托爾斯泰幾近禿頂的皮膚上一陣顫抖，不知道是疼痛還是麻木。他皓白而蓬鬆如獅子鬃毛般的美髯長鬚，此刻沾滿了冰涼的汗水、淚水、雨水和露珠。他好不容易想要折回屋中，居然在路上撞見馬科維茨基，對方手裡正提著一頂帽子。

托爾斯泰和馬科維茨基上了馬車，揚鞭直奔火車站。上了火車，在車廂坐定，等火車開動後，托爾斯泰才鬆了一口氣，他知道索菲亞再也追不上他們了！他很快睡著，一個半小時後，醫師叫醒了他，給他送來一杯熱咖啡。這時托爾斯泰又想起在莊園裡的老妻：「索菲亞，現在不知道怎麼樣了，我好可憐她！」

他們先到了東正教的著名教堂，在那裡，托爾斯泰不顧自己教籍被撤銷（由於他過去驚世駭俗的思想和行為，並在言論上得罪了沙皇），與神父促膝長談。之後，又在妹妹當修女的修道院待了一天。

第二天凌晨四點，還沒有想好去哪裡的托爾斯泰匆匆離開妹妹的修道院，在火車站買了三等票，再次乘著晨露前行。其實這是一場沒有計畫的「旅行」，他要尋求的似乎是孤獨和清淨，他要去一個偏僻的地方安度餘生。

然而出走三天後，托爾斯泰就在火車上病倒了。車站的站長請了更高水準的醫師前來診治，診斷是左側肺炎！俄曆十一月三日，他在日記中寫道：「糟糕的一晚，躺了整整兩天，發燒，他們說索菲亞也來了。」

妻子是在十一月二日早上接到電報，被告知丈夫在阿斯塔波沃病倒了。頂著寒風，在護士、女兒和親戚陪同下，索菲亞披著厚重的大衣前往那個小小的車站，悔恨交加，懇求每一個見過托爾斯泰的人告知丈夫躺在哪個房間，但沒有人帶她去，因為她丈夫不允許，她只能在站長的公寓外焦急而無助地挨著窗戶，絕望地搜索、張望。

初冬封鎖了俄羅斯的天空，漫天灑下無窮的哀傷。

直到托爾斯泰意識不清將要斷氣時，人們才讓索菲亞進入，但那已經不像是告別的告別了。

老人的致命殺手：肺炎

肺炎是一種再常見不過的疾病，不過，托爾斯泰所患的肺炎稍稍有點特別，他得的是「老年性肺炎」。

正常人氣管接觸異物後會刺激咳嗽，有機會將異物盡早排出，而老人這方面的機能常受干擾或削弱。隨著年紀增加，咳嗽反射會愈來愈差，氣管黏膜纖毛清除分泌物的能力也會隨著年齡增加而降低。更麻煩的是，如患有慢性支氣管炎、支氣管擴張、流感或有抽菸習慣，氣管黏膜纖毛清除分泌物的能力將更差。此外，老人睡眠時深度呼吸的次數又減少，如此一來，更易造成含病毒或細菌的分泌物積聚於中呼吸道。綜合來看，像托爾斯泰這樣的老人患上肺炎，機率是相當高的。

更糟糕的是，與年輕人得肺炎後出現發熱、咳嗽、咳痰、胸痛等症狀不同，老年人得肺炎後有時沒有上述典型症狀，尤其早期，僅表現為疲乏無力等，常被誤認為普通傷風感冒。除此之外，胃口差、噁心、腹瀉、嗜睡、表情淡漠、躁動、尿失禁等，都可能是老人肺炎的一些表現。還有些老人發生肺炎後，由於免疫系統太弱，最後導致反應性發燒都沒出現；有的人還沒有出現咳嗽，只表現為神智轉差或虛弱。可見，老年性肺炎的症狀極其不典型，發病初期常常很隱蔽，正因如此，病患常未能及時就醫，延誤診療。等肺炎愈來愈嚴重，出現呼吸衰竭、敗血性休克、昏迷等致命症狀時，往往遲了。

托爾斯泰出走早期可能已經染病，可能一開始的病症不明顯，沒有引起自己乃至身邊家庭醫師足夠的重視，直至病情相當嚴重時才就診。

托爾斯泰不幸罹患肺炎，繼而溘然長逝，看似是離家出走的惡果，帶有偶然成分，似乎冥冥中有天意，要他永遠離開那個牢籠一樣的家庭和莊園，要他永遠告別那個紛繁蕪雜、無所適從、充滿矛盾與糾結的世界，然而他客死異地其實有著深層的醫學原因。

天寒地凍，雪上加霜

當時已經是俄羅斯的十一月，寒冷的天氣開始席捲著這片廣袤無垠的土地。因為冬季寒冷，室內外溫差較大，人體呼吸道常經受劇烈的溫度變化，加之冬日空氣乾燥，呼吸道上皮細胞的纖毛運動功能會明顯減退，導致上皮細胞清除外界病原微生物的能力減弱。因此，冬季是感冒、肺炎等呼吸道疾病的好發季節，包括患有慢性支氣管炎的人們，一到此時，大多會受咳喘、多痰的折磨。很多老人在嚴寒中去世，以至於寒冬是那些年高體衰者談虎色變的畏途，相當大的原因可歸咎於呼吸功能在此時的削弱。這是全世界自古以來的共同規律。

托爾斯泰離開莊園後，曾不止一次換乘火車。不管是火車還是月臺，抑或候車室，都是人流密集之處。由於冬季氣溫下降，門窗常緊閉，室內空氣不流通，病原體在空氣中的懸浮時間更長，它們最喜歡透過空氣飛沫進行傳播，人與人之間交叉感染的機會因而大大增加，容易患上呼吸系統疾病。托爾斯泰可謂避無可避。

不可忽視的是，當年托爾斯泰已經是八十二歲高齡了，耄耋之年在那個年代顯然是個小小的奇蹟。要知道，直到今天，據俄國衛生部門的調查，俄羅斯男性的平均壽命仍然只有六十歲左右！而體質較弱、免疫力較差的人群極易發生反覆感染。老年人常常體弱，抵抗力更弱，許多老年男性患者肺部常常合併慢性支氣管炎，多與生活環境和長年抽菸有關。慢性支氣管炎的病患，其肺泡、呼吸道不容易排出痰液，容易積累更多病原體，這些致病物質在條件成熟時就會爆發急性嚴重感染。托爾斯泰五十歲之前也是個大菸槍，久而久之，肺部慢性受損，儘管後來下了很大的決心戒掉菸癮，隱患卻無法根治，到了生命的末期，肺部慢性疾患經常和其他病因一起，給病人致命一擊。另外，男性老人容易罹患心臟疾病，而心臟功能的潛在不良，也容易和肺部感染互相加重，沆瀣一氣地對身體造成破壞。

引起肺炎發生的原因有很多，細菌（如肺炎鏈球菌）只是其中的一種，還有病毒、支原體、衣原體、真菌、寄生蟲等。按病因可分為細菌性肺炎、病毒性肺炎、支原體性肺炎、真菌性肺炎等。不少細菌，尤其是病毒在寒冷的溫度下特別活躍，比如流感病毒，經常在冬春季節肆虐，俄羅斯冬天不僅氣溫嚴重下降，而且陽光不足，這些躲在陰暗角落蠢蠢欲動、彈冠相慶的呼吸道病原體便愈加猖獗，尤其在那個沒有藥物殺滅、抑制它們的時候。感冒後，呼吸道就會失去屏障作用，病原體長驅直入至肺臟，極容易導致肺部感染。

在天寒地凍中一路顛簸，內心無比壓抑、孤獨，前途茫茫、疲憊不堪，又缺乏家人的悉心照顧，托爾斯泰的身體可謂雪上加霜，他忘了自己已經接近自然壽命的盡頭，忘了自己已經很長時間沒有獨自生活，忘了平日在偌大的莊園中有勤奮的僕人、孝順的子女、細心的妻子無時無刻關心他的健康，為他端茶遞水、噓寒問暖，而此刻卻只有一位家庭醫師在身邊。這一切，加劇了抵抗力的削弱，何況老翁一旦病倒，長時間臥床在所難免，容易導致痰液和微生物的堆積，痰多咳不出，造成與肺炎的惡性循環。

那個年代尚未發明抗生素，許多肺炎的病患要熬過疾病的打擊，往往需要體魄、運氣和自身的抵抗力，倘若沒有的話，基本上只能等死。

回天乏術的療法

從醫療紀錄來看，托爾斯泰接受了嗎啡和樟腦注射液的治療。醫師使用嗎啡注射，無非是減輕症狀，治標不治本，但嗎啡本身有著潛在的嚴重副作用，甚至會抑制呼吸！

十九世紀初，德國化學家首次將嗎啡從鴉片中提煉出來，並使用希臘夢神（Morpheus）的名字將其命名。其衍生物鹽酸嗎啡是臨床上常用的麻醉劑，有極強的鎮痛作用，多用於創傷、手術、燒傷等引起的劇痛，也用在心肌梗死引起的胸痛、心力衰竭引起的嚴重煩躁與呼吸急促，還可作為鎮靜、鎮咳藥和止瀉劑。嗎啡在兩次世界大戰中受到重用，直到今天仍然在臨床醫學上占有一席之地，但最大缺點是容易成癮以及呼吸抑制。可見，嗎啡既是藥物，也是毒品。

呼吸抑制是嗎啡急性中毒致死的主要原因。治療劑量的嗎啡可使呼吸頻率減慢、呼吸氣量降低、每分鐘通氣量減少，其中呼吸頻率減慢尤為突出，如果與麻醉藥、鎮靜催眠藥以及酒精等合用，會加重呼吸抑制。

醫師給托爾斯泰使用嗎啡，主要是為了止咳、平喘，甚至可能為了平息老翁的煩躁。但是二十世紀初，醫學界還沒有發明指尖的血氧無創監測儀器（血氧測量儀），不清楚病患的血氧飽和度是否充足。正常人的血氧飽和度為九七％到一〇〇％，呼吸系統疾病以及心力衰竭的病患常出現明顯的下降，這時候如果使用嗎啡就有危險，可能進一步導致氧氣缺乏。托爾斯泰使用嗎啡後，病情絲毫沒有好轉，還很快進入彌留階段，不能排除嗎啡抑制呼吸，致使病情惡化的可能。

此外，醫師也使用了樟腦。這種藥物原本從樟樹的根、葉和樹皮上提取而來，後來也能透過化學人工合成。就外用而言，樟腦塗於皮膚有溫和的刺激作用，類似薄荷，有清涼感，此乃由於刺激皮膚的冷覺感受器所致。它還有輕度的局部麻醉作用和防腐作用。

樟腦對中樞神經系統有興奮作用，能在某種程度上興奮呼吸中樞，也被認為具有明顯的強心、升壓作用，甚至可用來止咳和退熱。目前，樟腦多用於口服的止咳藥物複合製劑，作為其中一味保留成分。過量的樟腦則可能引起噁心、嘔吐。

過去有人認為樟腦對循環性虛脫或急性心功能衰竭有效，但也有人對其療效持懷疑或否定態度。畢竟，它的劑量很難控制，副作用較明顯，而更有效的替代品在二十世紀層出不窮，因而作為注射劑治療心臟病，樟腦目前早已退出歷史舞臺。

為了止咳平喘，為了興奮肺臟和心臟功能，醫師給托爾斯泰注射樟腦，站在今天的醫療角度看，這種手段最多只能暫緩一時的不適，無法從根本上改善病體。

老年人常常合併多個器官功能受損，雖然是慢性過程，有時沒有明顯的症狀，但身體內部各器官系統可能已經到了功能儲備的極限，只是處在暫時的內在平衡狀態，一旦遇到突然打擊，體內環境平衡被打破，這些系統就會像骨牌效應一樣紛紛坍塌，此時，平日看似健康的軀體會轟然倒下，甚至一病不起。晚年的托爾斯泰看似矍鑠，讀書、寫作與騎馬、幹農活照做不誤，其實身體內部或許早已危機四伏，一個肺炎就能奪其性命，自在情理之中。

醫師只是機械地從專業角度處理他的身體，無法解決他內心的孤獨、痛苦與憂慮，這樣一位有思想的巨匠，既是死於突如其來的疾病，也是死於精神上的苦悶和壓抑，死於他對理想世界可望而不可即的悲哀。

晚年的懺悔與變革

五十歲開始，托爾斯泰的哲學、宗教思想以及世界觀，都發生急劇的變化，尤其在發表《我的懺悔》（*My Confession*）之後，生活態度經歷了翻天覆地的改變，這種改變甚至波及他的靈魂深處。他停止了一向酷愛的狩獵活動，不再抽菸、喝酒、吃肉，改吃蔬菜，也完全斷絕與貴族階層、上流社會的交際。也許從保健角度看，平淡的生活反而有益於延年益壽。

不過托爾斯泰的心境從來就沒有平靜過，他愈發同情自己莊園裡的農民，愈發憎恨貧富的懸殊、地位的高下，愈發仇恨金錢的腐蝕。一八九一年，他宣布放棄一八八一年以來的全部稿費和版稅。後來他乾脆從事農夫的勞作，置伯爵身分於不顧，一身粗布長衫，過一種粗茶淡飯、勤動筋骨、精神有寄託的生活。他的晚年確實是踐行自己所謂的理想人生。多多少少有點像南宋的陸游，同樣地畢生創作不懈、同樣地老來躬耕、同樣地為理想苦苦追尋，也同樣地高壽，這算不算忘年知音？他們的長壽之道倒是有幾分相似。

托爾斯泰晚年寫了一部很短但很感人的小說《伊凡・伊里奇之死》（*The Death of Ivan Ilyich*），試圖探討一個問題：「人的一生真正值得去追求的究竟是些什麼？死亡的價值究竟有哪些？」

托爾斯泰最後安息在亞斯納亞・博利爾納的白樺和毛櫸樹叢中，墓前沒有墓碑和墓誌銘，也沒有十字架。說是墳墓，其實不過是一個「長方形的土堆」，甚至連「托爾斯泰」這顯赫的字樣都見不到。只是，土堆前常年供奉著一束束鮮花。難怪奧地利作家茨威格（Stefan Zweig）認為這是「人間最美的、感人至深的、最溫暖的墳墓」。

由於墓地過於平凡，以至於今日有些來訪者居然找不到大文豪的具體長眠處，帶著深深的遺憾離去。

托爾斯泰就這樣靜靜躺在地下，見證著身後百餘年來這塊土地上的翻天覆地——沙皇一家的身首異處、兩次世界大戰的血雨腥風、新生政權的生機勃發、紅色帝國的分崩離析，還有今日俄羅斯的不知何去何從。

不幸的家庭則各有不同

「幸福的家庭都是相似的，不幸的家庭則各有不同。」這是托爾斯泰在《安娜・卡列尼娜》中最著名的一句話。但不幸的是，這位世界文豪的家庭生活正是屬於這「不幸」、而且是最不幸的那種。

托爾斯泰一歲半時母親去世，九歲時又失去父親，對一個敏感、幼小的孩子來說，無疑是世界上最沉痛的打擊。自童年起，死亡的陰影就深深地烙印在他靈魂的深處。二十八歲時，三哥去世；三十二歲時，大哥去世；十幾個子女中有四人夭折，眼看著親人被死神一個個吞沒，托爾斯泰開始體驗到死亡的殘酷和悲涼、人生的虛幻和飄忽。死亡讓他看到，無論自己如何奔波勞碌，如何辛苦寫作，最終這一切都將被死神無情地領走。他參透了死亡。

而他與妻子的婚姻悲劇，則是晚年精神苦悶的催化劑。托爾斯泰並不畏懼死亡，他畏懼的是自己的理想在親人的嘲諷中變得空洞、蒼白。這是兩顆無法找到共鳴的心！

也許從出走的那一刻起，托爾斯泰就抱定了必死的念頭，他要擺脫的東西實在太多，而事實證明他一樣都擺脫不了、改變不了：妻子仍帶著攝影師來到他病榻的附近，為後人留下一段逝世前珍貴的影像資料；農民仍稱呼力圖平民化的他為「老爺」；沙皇仍對他冷眼相看，拒不接受社會改良；他的財富和莊園依舊是俄羅斯人豔羨的對象！

與其這樣，還不如去另一個世界。難道，這不是托爾斯泰最後嚮往的歸宿？

夏目漱石
日本國民作家傷痕累累的胃

日本東京大學醫學部陳列館內，有一個神祕的角落，靜靜地躺著兩個玻璃瓶，如果湊近仔細看，很容易辨認出其中一個是用福馬林藥水浸泡的人類大腦標本。

這具大腦標本沒有像愛因斯坦的大腦那樣，被切成無數小片供科學家代代研究，因為它的主人不是科學天才。曾經有許多人認為，只有數學、物理或化學領域才華出眾的人，才配得上「聰明」的稱號。如今，這個大腦完好無損地寓居在藥水中，似乎仍不斷地思考著歷史，思考著永遠讓人捉摸不透的日本社會。

那厚厚的白質、深深的溝壑，以及由此誕生的文學創作，又何嘗不是傑出人物的象徵？其實，這個大腦的主人在日本人心目中的地位絕不亞於愛因斯坦之於德國人。他就是日本近代文學大師、唯一享有「國民大作家」稱號的夏目漱石（なつめ そうせき，1867.2.9-1916.12.9）。

日本人從沒有漠視文學，江山代有才人出，一百多年來，日本文學家更如過江之鯽，榮獲諾貝爾文學獎也不止一人，不過，日本人只選擇夏目漱石，作為印在紙幣上的文化偉人。

（夏目漱石肖像印於舊版日鈔一千円紙幣上，二〇〇四年新版改為醫學家野口英世）

胃，終結大師的生命

而這具標本之側，還有一個器官默默沉睡在藥水中。沒學過醫的人可能一時無法分辨這是什麼器官，那似乎是個被切開的囊袋，裡頭長滿褶皺，恍如飽經滄桑的老人臉，這正是夏目漱石的胃標本。褶皺之間，赫然顯露出好幾處深淺不一的類圓形破損，其中最大的一處直徑大約五公分，深得觸目驚心，幾乎已穿透了整個胃壁！

一百多年前，即一九一六年十一月，夏目漱石因為這樣的胃，不得不最後一回住進了醫院。

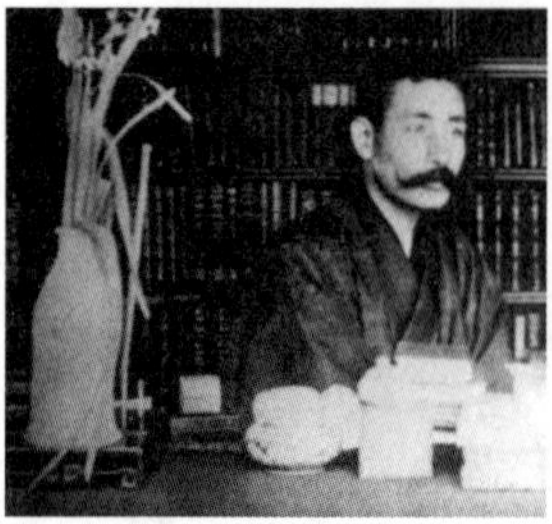

▲夏目漱石。

這早就不是他第一次入院，也不是第一次被醫師告知病重。初冬時節的來臨，彷彿預示著嚴酷現實的靠近。十二月二日下午，夏目漱石排便時突發腹部劇痛，他嘗試用雙手撫摸、按壓腹部，試圖緩解痛苦，然而就在一瞬間，他倒下了，陷入昏迷狀態。或者說，這是絕對的安靜，一睡不醒，大作家終於遠離一切的煩惱和糾結。十二月九日下午六點四十五分，夏目漱石不治，終年四十九歲。

第二天，東京帝國大學病理部的長與又郎博士執刀，對夏目漱石的遺體進行病理解剖，他發現在胃的幽門前庭位置，有個長直徑五公分，短直徑為一・五公分的巨大橢圓形潰瘍，在潰瘍底部有許多露出的血管。博士的病理報告證實，這位作家最終死於巨大潰瘍導致的大量出血。

病理解剖，實際上並非針對某一個或幾個器官，被解剖的遺體，往往全身所有的器官都被摘除，連顱骨也被切開，以便取出大腦。最後人體只剩下骨頭、皮肉等空殼，傷口會被妥善地縫起來。

大文豪夏目漱石的大腦和胃由於具有研究價值，因此得以保存。

久病不癒的胃疾

夏目漱石的胃病歷史很長，多次發作，幾乎糾纏著他的一生。

按照文獻記載，他的胃病從十歲後就開始了。

一九〇九年，他四十二歲，八月罹患「胃疾」。這時，也許只是普通的胃炎。

一九一〇年六月十八日，四十三歲的夏目漱石再次出現上腹部悶痛，餐前尤其明顯，在其妻鏡子夫人的陪同下，前往東京的長與腸胃醫院住院。

十九號房是一等病房，朝南向陽，這兒與其說是病房，倒不如說是尊貴客人的下榻賓館。從窗外望去，夏目可以看到被雨水打溼的美麗德國公使館，那紅色的磚房，還有剛冒出頭的柏楊樹葉嫩芽，甚至柔和的青梅葉、綠條拂蔭的柳樹葉和偉岸的高牆，都映入眼簾。

夏目漱石第一次叩響這間醫院大門，大約是在兩週前的六月六日。他的胃病已經折騰了很長一段時間，雖然如此，他原本總是從藥店自行購買胃藥，或者到小鎮的診所讓醫師開點藥物，還是勉強能熬過來。只是到了後來，他的痛苦愈來愈難控制，在夫人的反覆勸說下，才向專業醫院求助。

醫院的檢查結果表明是胃潰瘍，醫師建議作家必須接受「正規」治療。考慮到家中條件的不便，也不想頻繁勞累於家庭與醫院門診之間，夏目在多方勸說之下，最終住院養病去了。

在醫院安頓下來後，夏目的生活變得規律起來，醫院的午餐有牛奶、雞蛋、生魚片和米飯。據說，他竟然添了飯，可能是想著終於可以接受專業治療，感到放心，因而產生了食欲吧！晚餐比午餐更為清淡，有牛奶、雞蛋和茶碗蒸。這些食物可以提供足量的蛋白質。兩餐之間，他還要接受大小便檢查。

病房中的夏目不時從隔壁病房聽到有人朗讀小說的聲音，在那個沒有電視機和收音機，更沒有平板電腦的年代，能在病房享受的娛樂實在太少了，這樣的聽讀無疑是愜意的消閒。他的門生也帶著書、筆墨和草屐，來到病房陪伴老師。

除了藥物和飲食，醫院還使用「魔芋療法」。做法是用兩塊滾燙的芋頭捂住腹部患處，據說能止痛溫胃，但用此療法後，病患會覺得皮膚像火燒似的難受，得不償失，難道是用皮膚的疼痛來轉移胃痛的折磨？夏目漱石也曾被燙得慘叫不已。

七月底，夏目自覺好轉了不少，於是出院。八月六日，他前往修善寺溫泉菊屋本店休養。然而好景不長，十七日那天，他就吐了一百克血，兩天後再吐了一百八十克。二十四日晚上，他似乎預感到死神的降臨，大量吐血，最終吐了五百克，每一口吐血聲都讓在場的所有人心驚肉跳。病情一度惡化，陷入昏迷狀態。

這就是夏目後來在日記中難以忘懷的「修善寺大患」。

到了月底，幸運之神眷顧了這位大作家。夏目的病情居然有所好轉，醫師解除了他的禁食，當他喝到第一口粥時，竟興高采烈地發出感嘆說：「再也沒有比這東西更好吃的了！」一時至今日，消化道出血的病患仍會在急性期被禁止進食，有時連水都不可以喝，一切營養和水分只能透過靜脈滴注，那種欲食不能的痛苦，只有親身經歷才能體會。

十月十一日，夏目返回東京，再次住進長與醫院。

一九一一年八月，夏目在大阪因胃潰瘍舊疾復發，這次住進湯川醫院，直到九月才暫時緩解出院。十一月，幼女去世，他哀傷不已，腹部隱隱作痛。

一九一三年三月，夏目漱石的胃潰瘍又一次加重，不得不被困病榻，連一貫沒有中斷的寫作之筆，都不得不放下。這時他的新小說《行人》正在報刊連續發表，受到讀者的熱捧，可惜這次只能忍痛停止連載，大作家患病一事自然受到讀者們的深切關注。

一九一四年到一九一六年初，夏目漱石的胃病一直沒有終止過對他的侵害。作家時而臥病在床，時而又繼續拿起捨不得丟下的筆。

一九一六年四月，經真鍋嘉一郎醫師診斷，夏目得知自己罹患糖尿病，接受為期三個月的治療，心情更加鬱悶和憂慮，或許他預感到來日無多，抓緊時間創作小說《明暗》。可惜，十一月二十二日，他病情惡化；二十八日，大量消化道出血；十二月二日，腹部劇痛，第二次大量消化道出血後，夏目漱石便再也沒有醒來。十二月九日傍晚去世，留下未完成的《明暗》，讓人扼腕嘆息。

據文獻記載，夏目漱石二十二歲體檢時，身高一百五十八・七公分，體重五十二・三公斤，胸圍七十九公分。這種身形即便在當年普遍身高偏矮的日本人中，也不能算強壯的。據鏡子夫人回憶，因胃病折磨反反覆覆，他晚年瘦得只剩下皮包骨，頭髮、鬍鬚幾乎提前全白，看上去未老先衰。

夏目漱石生前已經預料到自己必將早逝，曾悲觀地說過：「死前的那段日子將會百般痛苦，與其這樣，還不如早早死掉。」他的悲哀結局真的一語成讖。

消化性潰瘍的成因

所謂消化性潰瘍就是食道、胃、十二指腸等黏膜，被原本消化食物的胃酸和胃蛋白酶過度攻擊，造成圓形或橢圓形的潰爛破損病灶，通常比糜爛（或者稱為破皮）來得深一點。發生在十二指腸稱為十二指腸潰瘍，發生在胃部則稱為胃潰瘍。消化性潰瘍是大小不一的，常見直徑約〇・五公分至一公分。輕微的潰瘍而沒有明顯的破損輪廓，可稱之為糜爛。潰瘍面破損可從黏膜開始，深達肌肉層之下，導致胃或十二指腸出血甚至穿孔。臨床上，病患大多出現上腹部悶脹、脹痛等，這與進餐前後可能存在關聯，不少人還合併消化道出血（嘔血或者排出含有血液、經消化液消化的黑便）。在沒有根治方法的年代，很多人還會出現胃穿孔，直接危及生命。

簡而言之，現代醫學認為：胃酸分泌過多、胃黏膜（保護屏障）受損以及幽門螺旋桿菌感染，是潰瘍發生的關鍵環節。

如果說幽門螺旋桿菌的感染是由於不衛生的進食或其他因素導致，難以避免的話，前兩個因素卻是和病患的生活習慣、生活方式，乃至心理狀態密切相關。

那麼，夏目漱石又有哪些高危險因素呢？

胃部消化液（含有胃酸、胃蛋白酶等）的分泌其實受人體自律神經的調節和影響，並不是人類透過意識指令來控制的。比如聞到肉香，胃便能自動開始分泌消化液準備對付食物，這事由不得人來掌控。

因此，外界的心理社會因素會透過神經調節系統，刺激胃中的細胞，增加胃酸分泌；也可使胃腸黏膜血管收縮，導致胃黏膜缺血，從而使胃腸黏膜的防禦功能減弱，甚至可以讓腎上腺系統興奮，增加腎上腺皮質激素分泌，間接促進胃酸、胃蛋白酶的分泌；以上作用的結果，就是黏膜保護機制的削弱，同時胃酸及胃蛋白酶增多，很容易造成黏膜的自身被過度攻擊，導致潰瘍發生。

也就是說，胃腸道其實是最能「表達」情緒的器官，情緒異常既可以是造成潰瘍的原因，也可能是消化性潰瘍導致的結果，兩者惡性循環。相關研究顯示，急性焦慮情緒引發的神經內分泌變化是應激性潰瘍發生的重要原因，持續的抑鬱情緒也會明顯提高消化性潰瘍的發生率。人格因素不容忽視，易激動、易焦慮、依賴性強、常常壓抑、內心憤怒的人，消化性潰瘍的發病率會顯著提高。

近年來，也有學者認為，憤怒情緒的隱忍和內向性表達，可使自律神經的激活時間明顯延長，內臟的腺體活動由此增強，消化性潰瘍的發病率也就相應增加。因此，他們笑稱：「胃潰瘍的產生，不在於你吃了什麼，而在於你憂慮什麼。」

抑鬱一生的大文豪

縱觀夏目漱石一生，雖然他在文學創作、文學評論乃至漢學研究上留下豐富的遺產，造詣深厚，但幾乎就沒有過上幾天真心愉快的日子。

夏目漱石出生於一八六七年，即明治維新前一年，原名金之助。他出生時，父親五十四歲，母親四十一歲，已有多位哥哥、姐姐，他是家中最年幼的孩子。從這個時候開始，準備走向現代化的日本，其社會結構不可避免地動盪起來。

他的父親原本從屬於士族階層，受到維新改革潮流的影響，家業一落千丈。夏目漱石的出生因此成了家庭的沉重負擔。無可奈何的父母把他送給鹽原昌之助做養子，這對夫妻對年幼的金之助貌似很大方，因為他們當年曾受過夏目家的恩惠，但在孩子的眼中，兩人給予的並不是真誠的關愛。後來，鹽原有了外遇，與妻子分道揚鑣。夏目漱石九歲時回到親生父母身邊。

雪上加霜的是，此時夏目家的生活已十分艱難，父親對回歸的兒子表現得非常冷淡，除了給他吃喝，其他方面幾乎不聞不問。夏目漱石在鬱悶中度過孤獨、徬徨的青少年時代，那段經歷讓他過早地嘗盡人間的酸甜苦辣。直到二十一歲，才恢復「夏目」本姓。

「你的父親是誰？」「母親是誰？」「是誰把你養大的？」這樣的叩問不斷折磨著尚未懂事的小夏目，沒完沒了。

日後的名作《少爺》中，「少爺」被夏目刻畫成從小不受父母喜愛的孩子，甚至家人認為是他活活氣死了母親。不難看出少爺的原型便是夏目漱石。可以說，這一人物形象不可避免地融入夏目漱石本人的諸多特徵，被賦予作者本身的想法。透過少爺這一人物形象，我們能大致看出的夏目漱石的心境——孤獨、空虛、焦慮。

夏目漱石的求學之路也不是一帆風順，雖然他長於文科，但數學考試一度是他的攔路虎，為此，他甚至在大學預科考試不及格而留級。十九歲時，他又因腹膜炎無法考試，成績落後得難以接受。

更可惜的是，夏目的感情生活總是一波三折，只開花不結果，很多時候連花兒都無緣開。

在家中得不到父母的溫情，年長夏目好多的嫂子成了他唯一的心靈慰藉。夏目在心中愛戀著他的嫂子，但把對嫂子的愛慕之情壓在心底，表面裝出一副無所謂的樣子。他知道，如果向嫂子求愛，必然會被嫂子婉轉拒絕，也必然遭到全社會的鄙夷和嘲諷，他把這種感情稱作「浮雲」。他不斷地自責，直到嫂子過世後，還認為她雖死猶生。

後來，他又愛上了叫楠緒子的女子，不過由於種種原因，兩人最終沒能走到一起。為此夏目一度傷感不已。

他精通漢學，甚至能用漢語寫下格律詩詞。曾有一首〈無題〉這樣寫：「快刀切斷兩頭蛇，不顧人間笑語嘩。黃土千秋埋得失，蒼天萬古照賢邪。微風易碎水中月，片雨難留枝上花。大醉醒來寒徹骨，餘生養得在山家。」

後世研究者認為，「兩頭蛇」指的是青年時代誰都體驗過的戀愛與功名追求。漱石視二者為煩惱，要將其斬斷。青年的熱血、功名與戀愛，漱石想全都捨棄。但實際上，與楠緒子的糾纏，一直纏繞著漱石，故而「不顧人間笑語嘩」。與楠緒子的戀愛失敗，在異地切身品嚼的孤獨感，正表現在「大醉醒來寒徹骨」一句中。

他還有一首詩這樣寫道：「東風辜負出故關，鳥啼花謝幾時還。離愁似夢迢迢淡，幽思與雲澹澹閒。才子群中只守拙，小人圈裡獨持頑。寸心空托一杯酒，劍氣如霜照醉顏。」遠離戀人的離情別緒，在職場上的鬱鬱不得志，懷才不遇而飽受打壓，完全躍然紙上。

彩虹般的楠緒子消失之後，在漱石看來，只有找到像嫂子那樣富於母性的女子為妻，人生或許才能完滿，可惜，這種幻想畢竟是幻想。二十九歲時，夏目迫於各種壓力，草草和一個官吏的女兒鏡子相親、結婚。他連充分的戀愛都沒有談過。這個女人畢生並不能完全讀懂自己的丈夫，而且心靈和丈夫一樣脆弱，甚至有過之而無不及。懷孕後，鏡子的歇斯底里症愈發嚴重，這是抑鬱到極致的瘋狂表現。某日，她居然付諸行動，準備跳河自殺，所幸被救，母胎都平安無事。為了避免妻子再度跳河，夏目漱石舉家遷移到市內，這段期間，他為求心靈的平靜，也曾學習靜坐打禪。到了第二年，長女筆子總算安然落地。

家庭缺乏溫暖，學業不順，職場不順，愛情不順，總之，夏目漱石對女性的欣賞以及夢一般的戀愛感，對美好生活的追求，對個人才華的自信，乃至他遠大而無法實現的抱負，都體現在其作品中。可以說，夏目漱石在冷峻的外表下，有著一顆對人世間的親情、溫情、愛情無比渴望的心，不過一切都是可望而不可即，必然導致他嚴重的心理問題。

相關文獻多次提到夏目患有嚴重的「神經衰弱」，這個詞彙在目前的醫療界已經很少出現，因為當代醫學已經有了抑鬱症、焦慮狀態、人格障礙等身心疾病概念，基本上能把「神經衰弱」覆蓋了。

夏目漱石在其書信、日記中曾不止一次流露過「悲觀厭世」的思想傾向。大正三年三月二十九日給津田龜次郎的書信裡這樣寫道：「也許是因為我生來愚蠢的緣故吧，這世上所有的人在我看來都是令人生厭的。」另外，他在大正三年前後給朋友的信中多次提到「棄生擇死」的想法，認為「人死後才能達到絕對的境地」。

由此可見，夏目漱石這種很不健康的心理問題，是導致胃潰瘍的高危因素。從某種意義上說，胃與人的大腦很像，它能和人類的情感對接，人不高興時，鬱悶乃至傷心時，胃也不好過，不能好好工作，甚至傷殘、罷工、辭職。

食、療的誤區

夏目漱石無疑長期受到了潰瘍的折磨。在他的日記中，記載前往歐洲時每天服用卡爾斯巴德鹽（Carlsbad salt），試圖改善上腹不適。他說，只要吃點東西，就能止一時疼痛，這是典型的胃潰瘍症狀。後來，他趕赴修善寺療養，並寄宿於當地一間名叫「菊屋」的旅館。

他在啟程之前就開始喉嚨痛，以現代的醫療觀點看，不外乎胃酸逆流導致的咽部不適，但當時無人這樣考量。夏目到了修善寺後反覆治療，也不見喉嚨好轉。

雖然吃了醫師開的止痛藥，但是次日夏目竟突感上腹不適，引起了強烈的胃痛，甚至好幾次吐出像咖啡殘渣的東西，這就是消化道的血跡。那個年代，非類固醇消炎止痛藥（最常用於感冒）——阿斯匹靈（Aspirin）剛剛進入日本醫療界和民間市場，由於療效顯著，且作為新生代的西藥，作用立竿見影，遠遠優於傳統的藥方，因此有人將其吹噓得天花亂墜。我們現在不排除夏目漱石當時的止痛藥處方中，就含有阿斯匹靈成分，因為他咽喉痛，醫師當作感冒、喉嚨不適來治療很正常。

但是，當時的人們還完全不知道阿斯匹靈對胃會產生何種副作用。據調查顯示，夏目漱石在他的日記隨筆中記載道，只要一服用止喉嚨痛和止咳的藥，胃就會痛。

今天，人們對阿斯匹靈傷害胃腸黏膜的副作用已經不陌生了，由於過量服用這類解熱止痛藥，而引起潰瘍大出血的病例也屢見不鮮。在日本，直到距離夏目時代很久之後的一九三四年，類似的病例報告才被醫療界偶然提及。阿斯匹靈和潰瘍惡化之間的關係，以及它的副作用機制，則在更晚的年代才慢慢被研究出來。

每當寫作疲累了，他就會時不時到茶水間物色甜點，鏡子夫人說，想必是那些和菓子、羊羹之類的吃多了，傷了胃。其實，夏目漱石更酷愛甜品，聽說他曾一個月吃光八罐草莓醬，惹得醫師生氣制止，害得鏡子夫人不得不瞞著丈夫，偷偷拿去給孩子們做冰淇淋和蛋糕。

偏甜的食物進到胃裡會分泌酸性物質，再加上胃本身的胃酸，造成胃酸過多，不但傷害胃壁，更易引起胃潰瘍。糜爛性胃炎、胃潰瘍、胃食道逆流病的病患，本來應該謹慎食用甜食，可惜夏目反其道而行之，或許是當時的醫學知識還不夠發達吧。

夏目在休養時曾以牛奶為主要營養品。由於牛奶的營養價值高且有較好的潤滑特性，曾長期被廣泛用於潰瘍病的飲食治療（直到現今仍有一些胃藥製成牛奶狀），在夏目的年代更是如此，因為那時還沒有太多的有效藥物。

但是後來，科學家發現，牛奶是一種強力的促進胃酸分泌劑。現已證明，牛奶刺激胃酸分泌的作用，比牛奶本身可中和胃酸的作用更強，得不償失，其本身也不是抗酸劑。所以，胃潰瘍患者常飲牛奶並不利於胃潰瘍癒合。然而，牛奶的蛋白質、脂肪畢竟對潰瘍病患有益，故每日飲用兩百五十克是不會有問題，也可將牛奶分兩、三次在餐後飲用，可產生保護潰瘍面的作用。至於十二指腸潰瘍病患，還可以稍微適當多喝些，記住適可而止。

種種不利因素集於一身，難怪夏目漱石死於嚴重的胃潰瘍。

胃病治療技術的進程

消化性潰瘍並不是現代人的專利，早在上古時期就有，全世界凡是有人類的地方皆如此。日本人在近代以前的潰瘍治療當然比較原始，他們除了使用民間祕方、草藥，比較正式的醫療手段依舊沿襲漢方（中醫），有些地方甚至使用詛咒（符咒）。到了江戶時代，中醫才開始逐漸衰落。

明治維新後，日本引入西醫，解剖學逐步發展，潰瘍的真相慢慢浮現，但是胃鏡尚未正式登臺，藥物治療的嘗試仍是主流。對病患的要求主要是禁止激烈運動、避免陽光、減少散步，提倡溫泉浴，避免辣、鹹等刺激性食物，建議服用瀉藥、多喝牛奶、多吃雞蛋等。有的醫師甚至使用燙芋療法，即前文提到的那種——病房正中間放蒸籠，「魔芋」用布包裹蒸，然後熱敷於腹部患處。這種方式常常燙傷皮膚，導致水泡出現，此時醫師會用氧化鋅塗到含汞的紗布上，覆蓋著患處作消毒處理，繼續用芋頭燙皮膚。夏目漱石常常被燙得皮膚發黑！

當年有一本《華氏內科學》，是日本人較早彙編的西醫內科精要，裡面有日本人學習西醫後對理論和實踐的拓展。書中提到對胃潰瘍病患，醫師建議清淡飲食之餘，可以在湯汁和牛奶中適當加入石灰粉，稱可以修補潰瘍面。書中還記載，硝酸銀和鴉片混合的藥丸、氧化銀或亞硝酸鉍劑也可治療潰瘍（當時醫師還沒重視上述化學成分的毒性），疼痛劇烈時還是用鴉片丸止痛。但這本書上沒有找到「十二指腸潰瘍」的病名。

十九世紀末期之後，人們漸漸明白胃酸在潰瘍發病中的作用，於是各種抑制胃酸或中和酸性物質的藥物開始面世，這時候比較常用的鹼性藥物是蘇打水或蘇打片（含有碳酸氫鈉）。當時，X光檢查開始從西方引入，透過喝特製藥水結合X光拍照，醫師能部分地判斷出胃部的損傷情況。至於出血的病患怎麼辦？其時日本醫療界推行硝酸銀療法，這是德國人特別推薦的東西，原法將硝酸銀〇・二五克配蒸餾水一二〇毫升，使用時拿一湯匙分到一杯水中，一日三次空腹服用，每隔兩天增加硝酸銀〇・四克，非常難喝。當時的人認為硝酸銀中和胃酸的能力很強，夏目漱石想必也接受過此種療法。不過，這種重金屬離子的毒性也很強，一次十克足以導致一個成人死亡！可見醫療從來都是把雙刃劍。

當然，如果沒胃鏡，一切的診斷和止血治療都很難精準地進行。其實，早在夏目漱石的時代，胃鏡的雛形已經出現！有文獻顯示，最早的胃鏡是德國人在一八六八年發明的。

一九一一年，夏目漱石在日記中有過一段記載，說他曾在醫師那兒看到類似「膀胱鏡」的儀器，以及醫檢器材的圖紙。他在日記中說：「在鎳管前端，像湯匙般拐角的地方有塊玻璃，往裡頭導入電光之後，光通過稜鏡反射到管口，再通過管口鏡片放大，隨即用眼就能觀測到體內器官的裝置。我還見到一個叫『Magensonde』的機械圖紙，但那單單只是一個管子，往裡面輸氣，再連接上電燈，從管子頂端取出像筷子樣的東西，就像是能把某種東西夾住然後取出來的裝置。聽說像這種道具如果破損的話，在日本是沒辦法修好的。」

夏目大概不懂德語，「Magensonde」即德文「胃管」的意思。

即便是食道鏡，當時也已使用，但人們對新醫療方法的反應往往過於平淡。那時候的日本人仍舊比較保守，認為一切西洋儀器都不過像普通商品一樣，「向客人叫賣似的，一點實用性都沒有，只是一個勁兒地挑起世人的好奇心，並不能給診治帶來任何福音，一味徒勞無功地大肆宣揚，繼而引起那些可憐病患的注意，為自己謀取暴利。」（《醫弊》）

諸多評論讓人爆笑不止，一般民眾對新式醫療的理解就僅限於此，何況那時候的胃鏡都是硬身設計，很容易戳穿食道和胃，造成醫療事故，難怪人們不接受。

直到二十世紀五〇年代，醫學家發明軟身的胃鏡，這種檢查方式才逐步走入千家萬戶。再後來，又發展了胃鏡下的治療方式——取出組織化驗、噴灑藥水止血、使用微夾鉗夾住出血血管等，於是，胃鏡的優越性才充分體現出來。這已是二十世紀八〇年代以後的事情了。

除了醫療方式突飛猛進，人類在發現之旅上也從未停步。三十六年前，即一九八二年，澳大利亞醫師偶然發現了一種叫「幽門螺旋桿菌」的物種，並懷疑它與胃炎和潰瘍有關。

為此，一位叫馬歇爾（Barry Marshall）的醫師發揚神農嚐百草的精神，透過胃鏡檢查自己不存在胃炎的前提下，自行吞服幽門螺旋桿菌，三天後，果然感覺上腹不適。又過了六天，再次接受胃鏡檢查，並發現已出現胃炎，而且在炎症部位找到幽門螺旋桿菌！答案終於水落石出。

二〇〇五年，馬歇爾和他另一位同業，因發現幽門螺旋桿菌感染是造成胃炎和胃、十二指腸潰瘍的重要原因，而榮獲諾貝爾生理學和醫學獎。近年來，胃鏡檢查已經常規實行檢測幽門螺旋桿菌，凡是細菌陽性的病患都被建議服用抗生素殺菌治療，大大減少潰瘍復發率。

想當年，夏目漱石如果接受胃鏡檢查，估計也會發現大量的幽門螺旋桿菌寄生在他的胃部。如果他生活在今天，有了先進的檢查方式和止血方法，以及更安全而有效的胃酸抑制藥和胃黏膜保護劑，加上消滅細菌的抗生素，他應該不會英年早逝！那樣的話，也許會有更多精彩的作品面世。

胃的經歷，也就是人類一生經歷的縮影，人嚐過什麼，它也跟著品嚐什麼，一切都會在胃裡面留下痕跡——甜酸苦辣，醞釀著悲歡離合、生老病死、生離死別。

夏目漱石的胃，就如同他一生的感情世界，傷痕累累。正因如此，他才可以把自己的人生經歷、心路歷程、思想火花，點點滴滴都記錄在作品中，為後人留下寶貴的精神財富，也為後人照亮前行的道路，成為日本人的精神導師。

佛洛伊德

精神分析大師要命的菸癮

一九二三年四月下旬的一天，奧地利著名精神病醫師、心理學專家西格蒙德・佛洛伊德（Sigmund Freud, 1856.5.6-1939.9.23）的女兒安娜（Anna Freud）忽然接到一通緊急電話，來電者是維也納大學附屬醫院的門診護士。

「你趕快到門診部來！帶著佛洛伊德先生的乾淨衣服，記得，要快！」

安娜還沒有搞清楚具體情況，對方就已經掛電話了。她只知道父親上午說要去耳鼻喉科門診諮詢一點事情而已，但父親直到傍晚還沒回來。一股不祥的預感湧上女兒的心頭，她趕緊和母親收拾幾件衣服，匆匆上路。

驚魂的夜晚

來到醫院的日間門診後，他們在護士的引領下走進急診觀察室。天色將晚，燈光昏暗，這裡與其說是病人的觀察區域，還不如說是簡陋不堪的候診室，寥寥幾張椅子，沒有氧氣瓶，沒有急救用具，也沒有醫護人員守候左右。

「我爸爸在哪裡？他怎麼了？」安娜焦急地詢問。

「佛洛伊德先生中午進行了一次手術，醫師把他口腔裡的腫塊切除掉了，但是手術中出血很多，先生有點不舒服，醫生建議他留在觀察室，今晚別回家！先生的衣服染了不少鮮血，要換一換才行。」

護士的語調極其平緩，因為這樣的情況也許在她職業生涯中經歷過無數次，就如同市場上有貨物暫時未能成交完畢，似乎習以為常。然而，這短短幾句話對安娜和她母親來說，簡直是五雷轟頂！

「什麼？動手術？他從來沒和我們商量過！他一直那麼活躍，我們根本沒聽說他長了腫瘤！」母女二人頓時又驚詫又恐懼。

護士沒有接她們的話，只是帶著他們走到親人身邊。母女倆上前一看，更是大驚失色。只見平素生龍活虎的佛洛伊德，此刻面如白紙，雙目微閉，衣領上滿是髒汙的血跡，嘴巴鼓鼓的，好像填塞了許多東西。

母女連忙上前問長問短，不過佛洛伊德一句話也說不出來，只用疲倦的眼神暗示大概情況，他示意自己暫時無法說話。這位給無數病患排憂解難的專家，此刻，居然也成了可憐兮兮的病患，甚至顯得無助和無奈。

佛洛伊德更換完衣服後，便虛弱得一屁股重重坐在椅子上，再也沒有氣力挺直腰桿，還微微地喘氣，很明顯，術中出血過多，給這位六十七歲的老人造成重大打擊。安娜覺得情況不妙，想陪爸爸度過艱難的夜晚，但護士用診所的規矩婉然拒絕，並且說，你們沒看到嗎？

這裡只有椅子，連病床都沒有，怎麼睡？讓先生靜靜地躺在椅子上吧，他疲倦到了極點，很容易入睡的。

安娜環視周圍，果然如護士所說，一切簡陋得無法再簡陋，更令她不安的是，儘管爸爸躺的是牙科椅子，身體可以往後傾斜，但他說不出話，萬一出了什麼事，誰能及時照料他？在不遠處，另一張椅子上，一位「不速之客」正看著護士和兩位外來的女性，此人個頭矮小，四肢粗短，眼神痴呆而好奇，目光緊盯著她們，有點嚇人，嘴角竟然還掛著一點點口水和痴笑。安娜馬上意識到，這是一位患有智障的侏儒！天啊！他也剛做完手術嗎？他呆在這兒做什麼？就他一個人和偉大的佛洛伊德共處一室？

護士容不得安娜和母親考量太多，連哄帶嚇地把她們「請」了出去，此時夜晚落下黑沉沉的幕簾，護士簡單看了佛洛伊德和那個侏儒一眼，滿不在乎地把門關上。她想，第二天手術醫師肯定會讓這位儀表堂堂的老人回家，到時候自己的工作量必然減輕。

時間一分一秒地溜走。

到了晚上九點，閒暇無事的護士們紛紛打起疲倦的哈欠。門診部燈光昏暗，即將收走最後的一絲亮度，為今天一切的不完美畫上句號，等待明天重新開始。

忽然，房門響起一陣急切的敲擊聲，聲音來自觀察室。護士門紛紛趕過去，心中又怕又驚奇。門打開後，他們更是嚇得倒退幾步，只見那個留在佛洛伊德身邊的侏儒唐突地站在門口，上氣不接下氣地比劃著，一邊敲打著房門，一邊用手指指向觀察室的陰暗角落。

所有人都忘記他是為什麼被醫師留在觀察室，此刻所有護士都預料到即將發生的不測，他們慌忙打開所有電燈。燈光下，他們全部被眼前的景象驚嚇得面如死灰、渾身冷汗。佛洛伊德倒在椅子下面，掙扎著但站不起來，衣服和臉上，乃至地上，滿是鮮血！

原來，家人走開不久，佛洛伊德的傷口就崩裂了，大概是因為剛才換衣服時太大力，導致創口扯裂，頓時，血如泉湧。佛洛伊德還是清醒的，他試圖按鈴呼救，遺憾的是，這個急救警報器剛好壞掉了，外面的人無法知曉他正命懸一線。幸好，他身邊那位看似弱智的侏儒依然保留人類最本能的善良和勇敢，衝到門口敲門呼救。

護士們叫來醫師，全部人拚盡全力，終於把佛洛伊德的血止住。第二天，安娜聽說這驚險的一幕後，下定決心不離開父親一步。

當名醫遇上庸醫

六年前，即一九一七年，佛洛伊德曾出現過左上顎疼痛和腫脹，疼痛持續一個星期。他向醫師諮詢過，但沒有人指出這應該怎麼辦。到了一九二三年初，右側前軟顎的腫塊愈來愈大，他的私人家庭醫師終於告訴他這是「白斑病」，也有可能是腫瘤，需要趕快治療。

倉促之間，佛洛伊德沒有透過人脈尋找名聲較好的醫師，他可能認為口腔腫瘤不是什麼大問題。在耳鼻喉門診部，他找到一位馬庫斯・哈耶克（Markus Hajek）醫師，後來事實證明，這是一個絕差的選擇。這位醫師不僅聲望不足，而且坊間一直傳聞他對病人的態度有點馬虎。正是他，差點要了佛洛伊德的命！

哈耶克經過簡短的診視後，認為口腔腫瘤診斷明確，需要盡快手術，不過手術規模不算太大，可以當天解決，就像拔牙一樣。佛洛伊德鬼使神差地答應下來。結果，手術在口腔局部麻醉下進行，哈耶克把他的右前顎部切除掉。兩個小時後，由於嚴重出血，手術被迫中斷，腫瘤切除得不順利，有不少殘餘組織未處理，傷口也沒有徹底封閉起來。哈耶克便用填塞方式把佛洛伊德的創面堵住，叫他去觀察室休息，原本還打算讓他黃昏時回家，只是因為病人一再出血，哈耶克才作罷。

哈耶克的病理報告並不詳細，只是籠統用「上皮癌」敷衍，隨後，他開始為佛洛伊德製作顎部的假體。沉重的器具蓋住上顎的凹陷處，成了真正的刑具，象徵著佛洛伊德十六年痛苦的開端。哈耶克並沒有採取通常的預防措施以避免回縮的組織結疤，這是一個不可原諒的錯誤。從那以後，最痛苦也是最難解決的，就是手術傷口與假體的相互適應問題。

不久，佛洛伊德被安排接受X光以及鐳的放射治療。這些手段並非只針對腫瘤細胞，許多周圍的組織也無辜遇害，而且全身性疼痛、頭痛、嘔吐和疲勞，開始困擾著佛洛伊德。更痛苦的是，放療加速疤痕攣縮，造成佛洛伊德傷口疼痛、張口受限，真是苦不堪言。

哈耶克的手術，只是一代大師佛洛伊德三十三次腫瘤手術中的第一次！

痛不欲生的晚年

哈耶克的不稱職必然導致手術的不徹底。佛洛伊德在同年九月接觸漢斯．皮西勒教授。這是一位傑出的口腔科醫生，他經由檢查，敏銳地發現佛洛伊德右上顎結節後方有一個彈坑狀潰瘍，也許這又是癌症的表現。於是，他建議佛洛伊德再次接受手術。

在佛洛伊德剩餘的十六年人生中，皮西勒為他完成大大小小三十五次手術，還為大師特製不少的假體和牙托，盡量滿足他不同階段的需求。

一九二三年底，皮西勒教授術前斷言，這種癌組織在右側已經侵犯到軟顎的其餘部分，同時侵犯到上顎骨、臉頰黏膜和一部分舌頭、下顎骨，他打算把這些受累部分全部清除。為了保證成功，皮西勒首先在屍體上進行試驗性手術。

十月四日，他切除顎骨和頸部部分淋巴結，結紮佛洛伊德的頸外動脈，防止癌細胞擴散。十月十一日，他展開根治性手術，切除病人一大部分右上顎骨，同時還有一部分下顎骨、右側軟顎、臉頰，以及舌黏膜的一部分。

與病魔漫長的抗爭才剛剛拉開帷幕，佛洛伊德術後發燒、無法進食，只得依賴鼻胃管往胃裡注入營養液。

十一月七日，皮西勒再次對他進行手術治療，因為還有可疑的癌症侵犯組織。

一九二四年一月，佛洛伊德重開診所，每天只接待六位病人，他被迫改變生活方式，不再參加學術會議，不再旅遊。他講話費力，飲食困難。生活需要重新開啟艱難的適應階段。醫師告訴嗜好抽菸的佛洛伊德，口腔腫瘤與菸草刺激有關，不能再抽了。可惜，大師置若罔聞。

皮西勒也開始為他訂做假體和牙托。

喪失大部分顎骨的佛洛伊德被迫接受嵌入顱面的假體，這無疑也是一種折磨。他無法擺脫菸癮，抽菸、吃飯、講話都只能用力並忍受疼痛，而且必須正確無誤、小心翼翼地咬食物，方能完成咀嚼。口腔、鼻腔之間還必須保持距離，才能避免併發症的出現。即便如此，他仍經常罹患牙痛、發炎。

經過一再改良，皮西勒的新假體把佛洛伊德的口腔和鼻腔完全分隔。這是一個可摘除式假體，局部帶有義齒（瓷牙），主要由橡膠和黃金做成。

然而，距離完美還有相當的距離，佛洛伊德仍稱之為「怪物」。日常清潔和位置調整都由皮西勒等人操持。每一次戴上假體，都讓大師痛得哇哇大叫。這個假體依舊很難滿足佛洛伊德的需求，因為他除了吃飯、講話外，還想繼續抽菸！

佛洛伊德最討厭抽雪茄時遇到不便！張口困難和笨重的假體，使他很難舒適地放置雪茄。年齡愈大，就愈固執，對菸草的痴迷就愈深。他曾經把帶上假體稱為一種「罪孽」。此後，佛洛伊德依然斷斷續續接受手術治療，被切除的組織愈來愈多，他對假體的要求也就更高了。

一九三一年，佛洛伊德結識了卡贊建（Varaztad Kazanjian）教授，一個美國籍的亞美尼亞人，是二十世紀國際知名的口腔顎面外科先驅，擅長矯形修復。他為佛洛伊德製作了更人性化的假體。

佛洛伊德在日記中寫道：「不可思議的事情發生了！在一天半的時間裡，魔術師做了一個假體，它比其他任何東西都更能融進我的身體，我可以像以前一樣咀嚼、交談和抽菸了。」

好景不長，一九三八年初，佛洛伊德再次出現身體不適，口腔劇痛，張不開嘴。醫師檢查發現，口腔和鼻腔深處有腫瘤跡象，且有向眼眶發展的危險。

更令佛洛伊德憂心的是，此時納粹德國開始吞併奧地利，而這些納粹分子對猶太人採取清洗態度！佛洛伊德自幼在猶太人的家庭長大，自然受到希特勒追隨者的迫害。他們燒掉大師的著作，逮捕他的親人。

一九三八年六月十四日，惶惶不安的佛洛伊德離開維也納，逃往英國倫敦。八月，他的臉頰黏膜長出腫物。九月，癌症復發確診，皮西勒從維也納飛往倫敦為佛洛伊德再次手術。十二月，佛洛伊德接受最後一次手術，傷口取出化膿的骨頭碎片。

一九三九年六月，佛洛伊德病情惡化，口腔化膿，組織壞死，劇痛讓他不能睡覺。右側顴骨位置皮膚潰爛，形成一個洞，觸目驚心。服用大量的阿斯匹靈、氨基比林（aminophena-zone），甚至鴉片的衍生物俄妥仿（orthoform），然而這些藥物也漸漸失效了。

佛洛伊德顏面的惡臭連他親愛的寵物犬都避而遠之，遠遠地躲在房間的角落不敢出來。也難怪，犬的嗅覺本身就異常靈敏。佛洛伊德床邊掛滿了蚊帳，不是擔心蚊子的叮咬，而是因為有無數的蒼蠅聞到他臉上的臭味，逐臭蜂擁而來。

在這種情況下，佛洛伊德仍堅持每天看幾個患者，能力所及地幫他們解決一點問題，但家人堅決要他停止工作。

生命的最後階段，舒爾（Max Schur）醫師成為他最緊密的朋友。

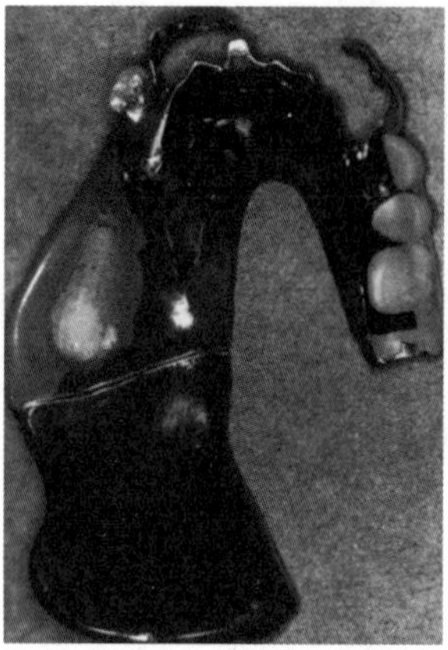

▲這是根據卡贊建醫師於 1931 年為佛洛伊德製作口腔假體的重製物。

九月二十一日，萬念俱灰的他拉著舒爾的手說：「您大概還能回憶起我們第一次交談時的情景吧？您向我承諾，在一切準備就緒前，不會丟下我不管。現在這一切僅僅是折磨人，我這樣活著毫無意義。」他的女兒安娜也央求醫師給予舒緩治療。

第二天舒爾為佛洛伊德注射二十毫克嗎啡，大師暫時平靜下來，勉強入睡。間隔十二小時，舒爾又為他注射二十毫克嗎啡，佛洛伊德安然進入夢鄉，再也沒有醒來。第三天凌晨三時，一代宗師撒手人寰。

一誤再誤的成癮者

佛洛伊德一生嗜菸如命，自詡是個尼古丁成癮者。他自稱，二十四歲開始抽菸，一發不可收拾，且專好雪茄，每天至少要二十根才能滿足！Don Pedro 是他最痴迷的牌子。過度抽菸導致他心臟出了毛病，三十多歲就出現心前區不適，甚至心律不整，那時醫師就建議他戒菸，當然，佛洛伊德依舊我行我素。他曾嘗試七個星期的戒菸行動，無奈意志力不足，最終故態復萌，功虧一簣。

大師還多次聲明，不抽菸就無法進行創造性工作。他離不開尼古丁。即使後來真的發現罹患口腔癌，他也很長時間沒有下決心徹底和鍾愛一生的菸草說再見。直至臨近生命終點，大師依然手夾雪茄，吞雲吐霧。

經過多年的研究，醫學家認為，口腔癌的發生與多種因素有關。口腔癌患者大多有長期吸菸與飲酒史，而不吸菸又不飲酒者得口腔癌的機會很少。另外，口腔衛生差和受異物長期刺激，也有機會產生慢性潰瘍乃至癌變。

吸菸是口腔癌的危險因素。香菸含多種化合物，其中苯並芘（Benzopyrene）、多環芳烴（Polycyclic Aromatic Hydrocarbons）、雜環胺（Heterocyclic amines）和亞硝胺（Nitrosamine）類物質為主要致癌物，多環類的苯並芘能接受電子而形成自由基，菸氣中還有一氧化碳、二氧化碳、一氧化氮、烷基（Alkyl）和烷氧基（Alkoxy group）等多種有害自由基。吸菸時會有大量的自由基進入體內，過多的氧自由基透過損傷生物分子，干擾細胞的正常生長，並攻擊核酸和DNA，使其發生斷鏈和鹼基修飾等，造成DNA複製和轉錄出錯，細胞周期發生改變，從而導致細胞分化及增殖速度加快，最終造成癌變。

口腔癌不是沒有徵兆的。口腔黏膜白斑與增生性紅斑常是口腔癌前病變，經久不癒的口腔潰瘍也有潛在的風險。

其實，佛洛伊德並沒有做到早期發現、早期診斷，等他真正意識到問題嚴重性時，最佳的治療時期已經錯過了。早在一九一七年，他已經注意到軟顎上有疼痛腫脹，當時就有人懷疑是白斑病變。具有諷刺意味的是，有人給他一個漂亮的盒子，裡面裝滿了雪茄，也許是心理作用，這位心理學大師享用完一根雪茄後，就覺得症狀緩解，舒暢無比，甚至認為那個腫瘤就消失了。也有後人研究發現，佛洛伊德的意志並不堅強，甚至有自殺傾向，當時醫師不敢告訴他真相，加上那段日子，大師的孫子剛好夭折了，可能是怕他脆弱的心靈承受不了而選擇自殺！

也許，懂醫學的佛洛伊德並非不知道癌症的風險，他只是憂慮別人強制他戒菸，才選擇這種自我逃避的方式。

然而在一九二三年，腫瘤變得太大了，他不得不接受現實。

生如春花，死如秋葉

面臨著治癒無望，忍受著肉體和精神的痛苦煎熬，喪失了生活的尊嚴，佛洛伊德和家人對醫師的最後要求，其實就是執行安樂死。

安樂死「euthanasia」一詞源自希臘文 *Ευθανασα*，原意為「安逸死亡」、「快樂死亡」、佛無痛苦死亡」。現行最常見的有「主動安樂死」和「被動安樂死」之說，是根據安樂死實施中的「作為」和「不作為」而做的區分。醫務人員或其他人在無法挽救病患生命的情況下，採取措施主動結束他們的生命，或加速他們的死亡的過程，被稱之為「主動安樂死」，也叫「積極安樂死」；終止維持病患生命的一切治療措施，任其自然死亡被稱之為「被動安樂死」，也叫「消極安樂死」。嗎啡止痛針帶有強大的呼吸抑制作用，舒爾用在佛洛伊德身上，並非完全出於止痛，從某種角度看，更像「積極安樂死」。

有人認為，安樂死是人類自主性的最終體現，人們有權控制自己的生命，在尊嚴中死去。

印度大詩人泰戈爾（Rabindranath Tagore）曾說：「且讓生燦如春花，死美如秋葉。」詩人的生死觀至純至美，富有浪漫色彩是可以理解、值得欣賞的，從某種意義說，人類社會及其生命個體是把這一境界作為目標不斷追求和提升，無論「春花」還是「秋葉」，也的確都有豐富內涵，都可以做出種種不同理解。

每一個人都希望自己帶著盡量完整的軀殼、飽滿的神態和面容，安靜地到達另一個世界。哪怕是就義前的烈士，面對敵人的屠刀，也總得理一理自己稍亂的頭髮，整一整自己衣服上不該有的皺褶，拍一拍身上沾染的灰塵。

佛洛伊德不想要變得面目全非，他難以接受自己變得醜陋不堪，更無法讓自己繼續生活在惡臭之中，甚至喪失一切社會價值，成為家人的負擔、社會的蛀蟲。優雅的鬍鬚被剃掉了，迷人的下巴被割去了，剩下的頭顱部分還不斷被侵蝕，不斷變成膿液的滋生源，他不能等到頭顱變成腐肉，變成骷髏的那一天。

他毅然選擇結束生命之旅，離開這個世界，而醫師也認為這是何等的順理成章。

然而，「秋葉」之所以美，也在於它是自然之「死」，是「瓜熟蒂落」、「水到渠成」，能把安樂死比作「美如秋葉」嗎？世界上又有誰能被賦予結束他人生命的權力？放棄挽救生命的努力，是否符合醫學的內在本質和使命？

安樂死的行為或許是出於病患的意願，但在病痛、恐懼和精神壓力的情況下，病患做出的或許並非是理性的決定。對這樣的決定應該怎樣對待？

安樂死是自主性的最終體現？還是對自主性的最終剝奪？是對生命權的尊重？還是對生命權的公然踐踏？

佛洛伊德時代，似乎很少有人考慮得那麼深、那麼哲學化，更不會把這一切和法律糾纏到一起。恰好因此，佛洛伊德得以順利解脫，舒爾醫師也得到死者家屬的感恩戴德與永久尊敬。

直到今天，全世界關於安樂死的爭議依舊激烈。只有極少數國家和地區通過法律形式肯定安樂死的地位。

佛洛伊德曾對夢的暗示做出過精闢的解釋，在他被人為結束生命前，是否也受到過夢的啟示呢？

無論如何，他應該在天堂發出慶幸的微笑。有時候，快樂只源於簡單和直接，深刻的思緒反倒是人類的煩惱之源。

後記

閒庭信步在湍流的歷史間

一月中旬，造訪臺北。

從時報文化出版社出來，身上還帶著咖啡淡淡的香味。天色已晚，卻無饑餓感。邱小姐邀我到國立臺灣大學走走。

捷運到達羅斯福路，我們便乘著晚間的涼風徐徐前行。月上梢頭，華燈初顯，周邊的市區熙熙攘攘。相比之下，街道對面的臺大掩映在一片靜謐中。

經過那堵像矮小碉堡似的正門，我們便進入椰林大道。如果是白天光臨，景致必然是大有不同。此刻，筆直的大道上撒著斑駁的路燈之光，椰子樹固然異常的偉岸，如同被檢閱的士兵，而此時又顯得影影綽綽。

邱小姐講起臺大的歷史，我洗耳恭聽。

在一處燈塔樣的建築旁，我們停了下來。原來，這是一座懸掛起來的紀念鐘。旁有碑文，藉著殘存的燈光才知道，這是紀念校長傅斯年先生的標誌物，簡稱「傅鐘」。鐘不大，上面似乎沒有繁瑣的裝飾，極簡樸，也許正好契合校長本人的美德和遺風吧。

「鐘聲每次會響二十一下。」邱小姐說。

「為什麼偏偏是二十一呢？」

一番打聽方知，原來傅斯年有句名言：「一天有二十一小時，剩下三小時是用來沉思的。」

對於喜歡寫作的人來說，如果一天有二十二小時，剩下一小時用來沉思冥想，一小時用來下筆，都會是莫大的幸運！然而，很多時候，這只是奢望。

夜晚，很難看到芳草鮮花的真容，只能隱約聞到他們沁人心脾的味道，連樹影都帶著芬芳。在身邊一團團黑影般的植物旁，我實在找不到哪裡是杜鵑花。這是臺大的校花，而校園的綠化設置又大多由學生安排並親自栽種，可惜夜晚讓我辜負了他們的一片熱忱和好意。

椰林大道深處便是一幢童話般的宏偉建築——總圖書館，燈火通明，那發自窗門之內的光芒，似乎不是現代化的設備所致，倒像是一片點燃的蠟燭海洋。拱形的大門和窗戶是那樣的氣質獨特，遠遠望去，有一種濃厚的儀式感。我想，此刻定有不少學子在裡頭閱讀、探索。

回想起自己的大學歲月，在學校圖書館的時間不多，而每次去，不過是為了霸占一個座位，然後溫習課本，準備迎接考試。這份備考工作，從開學伊始便一直延續到期末考試結束。許多人和我過得差不多，所不同的，唯複習地點而已。有人更喜歡到晚間教室，因為圖書館的關燈時間比較早，大約為晚上九點半，而教室卻可以延續到凌晨。在學習緊張的時節，一「位」難求，所以有時便不得不到圖書館借位子一用，實在與圖書館本來的用途大相徑庭！

為什麼不選擇在宿舍呢？因為絕大多數人其實經受不住絲毫誘惑，稍一風吹草動即可分心，現在想起來，歲數大了，也許會更清心寡欲一些，可人們還能靜下心來做真正的閱讀嗎？

我希望，臺大總圖裡面的學生，真的不是在溫習功課，他們最好在翻看各種書籍資料，而且最好不要看專業的書。大學，畢竟不是職業學院，大學之所以是大學，關鍵並不在於傳授某種專業技能，或者是培養學生的應試能力，而在於豐富學生的思維角度、思想內涵和眼界寬度。據我所知，在中國，不少畢業大學生真正從事的工作，和大學專業的關係並不密切，初涉職場，其實很多技能還是從頭學起。

慶幸的是，醫學專業的學生並不在此列。

花圃的另一側，有一幢深沉的兩層建築在夜風中靜坐。高大粗壯的仿羅馬門柱不失藝術氣息，藉著路燈，我們還能看到它漆紅的牆壁，帶著濃厚歷史氣息的色彩彷彿在告訴人們，它不屬於這個時代。聽介紹我才知道，這就是臺大校史館！

這裡曾經是臺大的圖書館，想當初，莘莘學子們就在此處探索、耕耘。在培育了無數的菁英、傳承了不朽的信念之後，它就這樣默默地退休了。功成身退，是人生的最高境界。此刻，校史館就如同一個耄耋之年的老人，安靜祥和地和芳草、鮮花、嘉木為伍，在夜色中小憩，笑看風雲。而在夜色深處，你依然能遠遠看到它牆上、柱子上的燈光，也許，這就是永恆的印跡。

那時候，新一年的書稿計畫已經確定，每一篇故事固然都與現代醫學有關，但我希望每一篇故事都不止在談論醫學。

繼續在校園內閒庭信步，不時有學生騎腳踏車在我們身邊穿行。燈火漸漸闌珊。風，繼續。路，繼續。

當我提筆寫下這篇短文的時候，書稿創作已接近尾聲，距離夜遊臺大剛好三個月，此時海峽另一邊的臺大，該是被盛開的杜鵑花點綴得如痴如醉吧？

二〇一八年四月十三日 於廣州中山大學附近

HISTORY系列040

歷史課本不能說的祕密——世界一流人物的暗黑病史

作者——譚健鍬
主編——邱憶伶
特約編輯——劉慧美
責任企畫——詹濡毓
封面設計——比利張
版面設計——林樂娟
協力校對——陳怡安
編輯顧問——李采洪
董事長——趙政岷
出版者——時報文化出版企業股份有限公司
一〇八〇一九臺北市和平西路三段二四〇號三樓
發行專線——（〇二）二三〇六六八四二
讀者服務專線——〇八〇〇二三一七〇五
（〇二）二三〇四七一〇三
讀者服務傳真——（〇二）二三〇四六八五八
郵撥——一九三四四七二四 時報文化出版公司
信箱——一〇八九九臺北華江橋郵局第九九信箱
時報悅讀網——http://www.readingtimes.com.tw
電子郵件信箱——newstudy@readingtimes.com.tw
時報出版愛讀者粉絲團——http://www.facebook.com/readingtimes.2
法律顧問——理律法律事務所 陳長文律師、李念祖律師
印刷——勁達印刷有限公司
初版一刷——二〇一八年九月十四日
初版二刷——二〇二三年六月二十一日
定價——新臺幣三五〇元
（若有缺頁或破損，請寄回更換）

時報文化出版公司成立於一九七五年，並於一九九九年股票上櫃公開發行，於二〇〇八年脫離中時集團非屬旺中，以「尊重智慧與創意的文化事業」為信念。

歷史課本不能說的祕密：世界一流人物的暗黑病史／譚健鍬著. -- 初版. -- 臺北市：時報文化，2018.09
面； 公分. -- (History系列；40)

ISBN 978-957-13-7520-5(平裝)
1.醫學史 2.世界傳記

410.9　　107013827

ISBN 978-957-13-7520-5
Printed in Taiwan

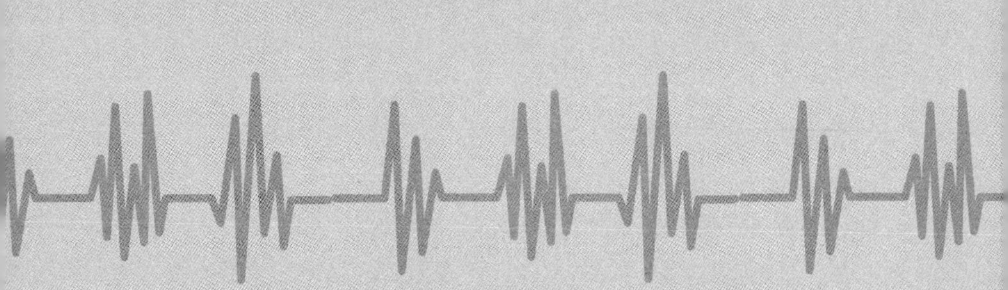

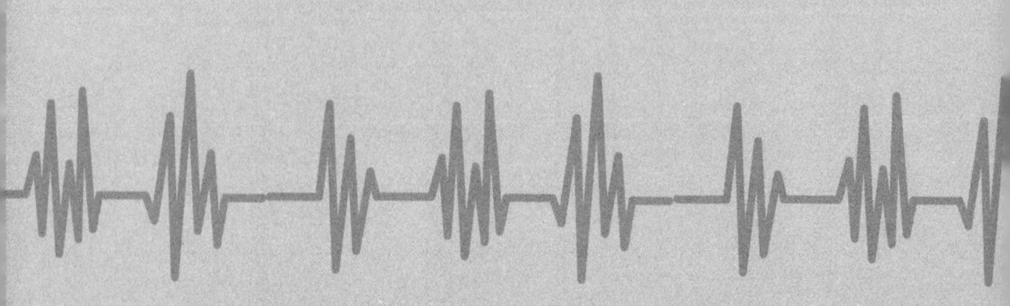

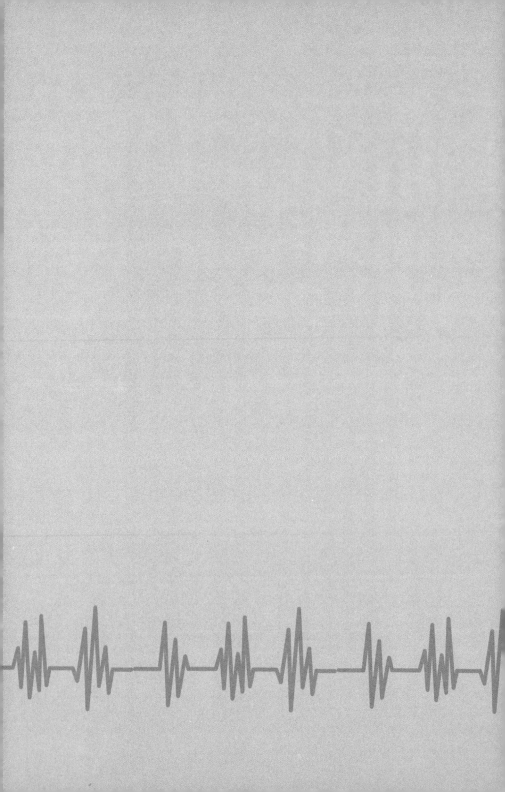